小児急性中耳炎
診療ガイドライン 2024年版

Clinical practice guidelines for the diagnosis and management of
acute otitis media (AOM) in children in Japan – 2024

日本耳科学会
Japan Otological Society

日本小児耳鼻咽喉科学会
Japan Society for Pediatric Otorhinolaryngology

日本耳鼻咽喉科免疫アレルギー感染症学会
Japan Society of Immunology, Allergology
and Infection in Otorhinolaryngology

編

金原出版株式会社

2024年版 序

　『小児急性中耳炎診療ガイドライン』が5代目として生まれ変わりました。初版である2006年版から20年近くを経た今日に至っても，正しい診断と適切な治療によって，急性中耳炎に罹患した小児患者をできるだけ速やかに治癒に導く，という本ガイドラインの目的に変化はありません。しかし，小児急性中耳炎を取り巻く環境は徐々に，また時に大きく変化してきました。2006年版が作成されたのは，耐性菌の増加に起因する中耳炎の難治化に，日本中がもがき苦しんだ時代でした。診療の基本戦略，すなわち①抗菌薬を必要とする症例を選別し，②ペニシリン系抗菌薬を第1選択とする方法は現在も決して色褪せることはありません。むしろ，2016年に発表された薬剤耐性（AMR）アクションプランは，ガイドラインの正当性を改めて強く印象づけました。本ガイドラインを特徴づける③第1選択薬の治療効果を評価し，必要があれば第2，第3選択薬に切り替えるという戦略は，急性中耳炎の原因菌が1つに定まらないという背景からの必然であり，AMR対策推進を目的として発表された「抗微生物薬適正使用の手引」にも引用されているのはご存知のとおりです。

　2024年版では，いくつかのエビデンスの強化を試みました。肺炎球菌結合型ワクチン（PCV）は，難治化の解消に大きく貢献しました。システマティック・レビューの手法を用い，現時点での推奨をお示ししました。本ガイドライン自体も抗菌薬の適正使用の促進を通じて，原因菌の耐性状況の改善に大きな役割を果たしてきました。この耐性状況の推移を最新のデータと共にお示しします。また，一部の抗菌薬の用量，選択候補薬を見直しました。これは，抗菌薬の適正使用をより分かりやすく，リーゾナブルに表現するための試みです。

　コロナ禍を経て難治例を診る機会は一時的に減少しましたが，5類移行後は状況が戻りつつあります。この過程を目にすると，どんな時代状況にあっても，中耳炎診療の基本を維持する重要性に改めて気付かされます。そして，これを伝えることは本ガイドラインの重要な役割であると考えています。

　とはいえ20年の時は長く，難治化時代をまったく知らないユーザーが多くなってきました。2024年版では，軽症，中等症，重症のアルゴリズム以外に，これらを1つに合体した「アルゴリズムのまとめ」をご用意しました。ガイドラインの考え方のエッセンスが詰まっていますので，初学者にとっても，ベテランユーザーにとってもガイドラインの理解と利用が容易になると期待しています。もちろん，従来の重症度に応じたアルゴリズムには，詳細な内容が盛り込まれています。あわせてご利用ください。さらに忘れてならないのは，鼓膜の写真を初版以来初めてアップデートしました。小児急性中耳炎診療に携わるす

べての医療者に，2024年版を手にとっていただける理由が一つ加わったのではないでしょうか。

　最後になりましたが，2024年版の作成にご協力頂いたすべての関係者に心から感謝の意を表します。

2024年5月15日

小児急性中耳炎診療ガイドライン作成委員会委員長

林　達哉

2006年版 序（初版）

　"小児急性中耳炎診療ガイドライン"は，2002年10月に当時の日本耳科学会の山本悦生理事長の提案により2003年に発足した"小児急性中耳炎診療ガイドライン作成委員会（委員長・喜多村健東京医科歯科大学教授）"が，日本小児耳鼻咽喉科学会並びに日本耳鼻咽喉科感染症研究会の協力を得て二年以上にわたって取り組んだ成果であり，その努力の結晶であります。本ガイドラインは，日本耳鼻咽喉科学会のガイドライン委員会にEBMの専門家として招かれ二度にわたり診療ガイドラインの作成についての講演を担当された，現在京都大学大学院医学研究科社会健康医学系健康情報学分野の中山健夫教授による"EBMを用いた診療ガイドライン作成・活用ガイド"（金原出版・2004年）に準拠して作成されました。公表に至るまでに日本耳鼻咽喉科学会ガイドライン委員会ならびに理事会，日本耳科学会理事会の皆様から有益な御助言をいただきました。ここに御礼申しあげます。

　最後に，喜多村健委員長を初めとして急性中耳炎診療ガイドライン作成委員会に参加された委員の皆様の熱意と完成への努力に，日本耳科学会を代表し感謝申しあげます。

　2006年10月20日

日本耳科学会理事長

加 我 君 孝

目　次

2024年版　序（第5版）……………………………………………………… iv
2006年版　序（初版）……………………………………………………… vi

第1章　作成の経緯と概要

1. 要　約 …………………………………………………………………… 2
2. 作成者 …………………………………………………………………… 2
3. 資金提供者・スポンサー・利益相反 ……………………………… 4
4. 作成の背景および沿革 ……………………………………………… 5
　　1）抗菌薬治療の変遷 ………………………………………………… 5
　　2）本ガイドラインの沿革 …………………………………………… 6
5. 作成目的ならびに目標 ……………………………………………… 8
6. 利用者 …………………………………………………………………… 9
7. 対　象 …………………………………………………………………… 9
8. 急性中耳炎の定義 …………………………………………………… 9
9. 本邦における小児急性中耳炎難治化の細菌学的背景と現況 …… 10
　　1）小児急性中耳炎症例からの検出菌について …………………… 10
　　2）肺炎球菌とインフルエンザ菌の薬剤感受性成績 ……………… 11
10. エビデンスの収集 …………………………………………………… 16
　　1）使用したデータベース ………………………………………… 16
　　2）検索期間 ………………………………………………………… 16
　　3）採択基準 ………………………………………………………… 16
　　4）採択法 …………………………………………………………… 16
11. 推奨および推奨度の決定基準 ……………………………………… 18
　　1）エビデンスの質 ………………………………………………… 18
　　2）推奨の強さ ……………………………………………………… 19
　　3）エビデンスと推奨の表示法 …………………………………… 19
12. エビデンス統合のための手法 ……………………………………… 21
13. リリース前のレビュー ……………………………………………… 22
14. 更新の計画 …………………………………………………………… 23
15. 推奨および理由説明 ………………………………………………… 23
16. 患者の希望 …………………………………………………………… 24

巻末カラー
　　小児急性中耳炎症例の治療アルゴリズム（2024年版）
　　急性中耳炎診療スコアシート（2024年版）
　　鼓膜所見

第 1 章

作成の経緯と概要

1　要　約

目　的：小児急性中耳炎（15歳未満）の診断・検査法を示し，本邦の急性中耳炎症例の原因菌と薬剤感受性や世界的なワクチンの進歩を考慮して，エビデンスに基づきガイドライン作成委員会のコンセンサスが得られた反復性中耳炎を含む急性中耳炎の診断・治療法を推奨する。

方　法：本邦における小児急性中耳炎症例の最新の検出菌と抗菌活性やワクチンの効果を検討し，急性中耳炎の診断・検査法・治療についてClinical Question（CQ）を作成し，2000〜2004年に発表された文献を検索し，2006年版として報告した。以後，2009年版，2013年版，2018年版と版を重ね，2024年版では2017年から2023年に発表された文献を追加して，エビデンスの検討を行った。

結　果：急性中耳炎を鼓膜所見と臨床症状から軽症，中等症，重症に分類して，重症度に応じた推奨される治療法を提示した。

結　論：正確な鼓膜所見の評価が，重症度の判断ならびに治療法の選択に重要である。

2　作成者

　小児急性中耳炎診療ガイドライン作成委員会を**表1**に記載した。本委員会は，日本耳科学会，日本耳鼻咽喉科免疫アレルギー感染症学会（2013年7月31日まで日本耳鼻咽喉科感染症研究会，2021年8月まで日本耳鼻咽喉科感染症・エアロゾル学会），日本小児耳鼻咽喉科学会の3団体で構成される。2003年1月8日に第1回の委員会が開催され，2006年版を同年3月に日本耳鼻咽喉科感染症研究会ホームページにて発表し，日本耳科学会ならびに日本小児耳鼻咽喉科学会の機関誌と，日本医療機能評価機構EBM普及推進事業Minds（Medical Information Network Distribution Service）のホームページにおいて発表し，書籍として刊行した（Otol Jpn 2006[1]，小児耳鼻2006[2]，日本医療機能評価機構[3]，金原出版2006[4]）。2006年版の評価を受け，2007年1月7日に第13回委員会にて改訂版の作成を開始し，以後，2009年版[5]は2009年1月に，2013年版[6]は2013年7月，2018年版[7]は2018年5月に書籍として刊行し，2020年には全文を英文誌に公表した[8]。また，Mindsのホームページに2019年9月25日に公表した。2019年10月から2018年版の改善点を議論し，翌年から改訂の準備に入った。**表2**に2024年版の作成にあたって助言を受けた作成協力者を，**表3**に2024年版CQ2-1に関するシステマティックレビュー（SR）・チームを記載した。

表1 小児急性中耳炎診療ガイドライン作成委員会

氏名	所属	専門
小林 一女[*1]	昭和大学耳鼻咽喉科	耳鼻咽喉科学
吉田 尚弘[*1]	自治医科大学附属さいたま医療センター 耳鼻咽喉・頭頸部外科	耳鼻咽喉科学
林 達哉[*2]	旭川医科大学耳鼻咽喉科・頭頸部外科	耳鼻咽喉科学
宇野 芳史	宇野耳鼻咽喉科クリニック	耳鼻咽喉科学
河野 正充	和歌山県立医科大学耳鼻咽喉科・頭頸部外科学	耳鼻咽喉科学
澤田 正一	さわだ耳鼻咽喉科・眼科	耳鼻咽喉科学
泰地 秀信	つくし野耳鼻咽喉科	耳鼻咽喉科学
保富 宗城	和歌山県立医科大学耳鼻咽喉科・頭頸部外科学	耳鼻咽喉科学
丸山裕美子	黒部市民病院耳鼻いんこう科	耳鼻咽喉科学
矢野 寿一	奈良県立医科大学微生物感染症学	耳鼻咽喉科学, 微生物学
喜多村 健[*3]	湘南医療大学	耳鼻咽喉科学
工藤 典代[*3]	アリス耳鼻咽喉科	耳鼻咽喉科学

[*1]：担当理事, [*2]：委員長, [*3]：アドバイザー

表2 小児急性中耳炎診療ガイドライン作成協力者

氏名	所属	専門
石和田稔彦	千葉大学真菌医学研究センター感染症制御分野	小児科学
大石 智洋	川崎医科大学臨床感染症学	小児科学
成相 昭吉	松江赤十字病院感染症科	小児科学

表3 小児急性中耳炎診療ガイドライン システマティックレビュー (SR)・チーム

氏名	所属	専門
河野 正充[*]	和歌山県立医科大学耳鼻咽喉科・頭頸部外科学	耳鼻咽喉科学
熊井 琢美	旭川医科大学耳鼻咽喉科・頭頸部外科学	耳鼻咽喉科学
村上 大地	和歌山県立医科大学耳鼻咽喉科・頭頸部外科学	耳鼻咽喉科学

＊：チームリーダー

表4 鼓膜写真提供

氏名	所属	専門
上出 洋介	かみで耳鼻咽喉科クリニック	耳鼻咽喉科学

3　資金提供者・スポンサー・利益相反

　　本ガイドラインは，日本耳科学会の事業費によって作成された。日本耳科学会は，特定の団体・企業からの支援を受けているものではない。

　　本ガイドライン作成に関わる構成員の利益相反（COI：conflict of interest）を，日本医学会COI管理ガイドライン2022（日本医学会利益相反委員会2022[9]）ならびに診療ガイドライン策定参加資格基準ガイダンス（日本医学会利益相反委員会2023[10]），さらに日本耳鼻咽喉科頭頸部外科学会利益相反に関する指針（日本耳鼻咽喉科頭頸部外科学会利益相反委員会2020[11]）に則り，2020年1月1日〜2022年12月31日の3年分について以下の通り開示する（**表5**）。

　　なお，矢野寿一は産学共同研究ならびに受託研究費の提供を受けた企業・団体が93にのぼるため，表内ではなく以下に列記する。

やまと真空工業，暁星ジャパン，オーブ・テック，REO研究所，フジ医療器，積水マテリアルソリューションズ，MTG，丸石製薬，ドゥエルアソシエイツ，村田製作所，日本トリム，シロカ，カナサシテクノサービス，サンスバル，BESTJAPAN，マンダム，ONE，大阪王将，Takusu，ベムパートナー，オーディオテクニカフクイ，中村・フクイヤ，オーブ・テック，グリーンアーム，フジコー，ブレス，サンクレスト，ワイエイシイホールディングス，パナソニック，ダイヤニウム，ケイミュー，HBコーポレーション，大光電気，寿スピリッツ，マクセル，あけぼの化成，キャンディル，野崎染色，フジファインズ，ゼノン，ミズホメディー，コムテック，ナスクナノテクノロジー，グッドライフ，日本触媒，日本紅茶協会，オーク製作所，東洋アルミニウム，グローリー，寿スピリッツ，あけぼの化成，キャンディル，野崎染色，J-STYLE，ナノソリューション，日田天領水，グラストップ，MID，日本ナノテック，オーシャン，高橋練染，旭化成，デルフィーノケア，コーセー，イージー・ビジネス・ソリューションズ，三菱パワー環境ソリューション，キャタリズム，明晃化成工業，丸紅木材，ケミカル・テクノロジー，OAKインターナショナル，積水メディカル，SNSソフト，アクア，K＆S，石原産業，常盤

表5　小児急性中耳診療ガイドライン参加者COI開示

参加者名 （所属，職名）	①顧問	②株保有・利益	③特許使用料	④講演料	⑤原稿料	⑥研究費	⑦寄付金	⑧寄付講座	⑨その他
保富宗城 和歌山県立医科大学 教授				杏林製薬		ツムラ 杏林製薬 旭化成		塩野義製薬	
矢野寿一 奈良県立医科大学 微生物感染症学講座 教授						やまと真空工業 ほか92企業・ 団体			

薬品工業，積水マテリアルソリューションズ，グローリー，ライフアートプランテック，ウイズユー，ラフェスタリンク，ピカッシュ，日本銅センター，タムラテコ，落合ライト化学，エンプラス研究所，松浦産業，タヒボジャパン，BIN，K＆S，環境改善計画，花王

4　作成の背景および沿革

　急性中耳炎は，高頻度に小児が罹患する代表的な上気道炎で，主として耳鼻咽喉科医が診療するが，小児科，救急科などでも扱う機会のある疾患である。しかし，本邦における急性中耳炎の正確な罹患頻度は不明である。欧米の報告によると，急性中耳炎は，1歳までに62％，3歳までに83％が少なくとも1回は罹患するとされている（Teele et al. 1989[12]）。Fadenらは，1歳までには75％の小児が罹患すると報告している（Faden et al. 1998[13]）。

1）抗菌薬治療の変遷

　急性中耳炎の治療では，欧米から抗菌薬を使用しない報告がなされている。オランダでは，急性中耳炎症例の90％以上に抗菌薬は不要で，発症3～4日は抗菌薬を投与せずに経過観察することが提唱されている（van Buchem et al. 1985[14]，Damoiseaux et al. 2000[15]）。また，Rosenfeldらも観察を治療の選択肢として報告し（Rosenfeld et al. 2003a[16]，b[17]，c[18]），直ちには抗菌薬を投与せずに48時間あるいは72時間後の症状が改善しないときの抗菌薬投与でも，臨床成績に有意差はないとしている（Spiro et al. 2006[19]，Little et al. 2006[20]）。抗菌薬投与とplaceboのランダム化比較試験（RCT）のCochrane Reviewでも，抗菌薬の小児急性中耳炎に対する効果は乏しいとされてきた（Glaziou et al. 2004[21]）。また，amoxicillin（AMPC）とplaceboの二重盲検ランダム化比較試験においても，両者に有意な治療効果の差は認められていない（Le Saux et al. 2005[22]，McCormick et al. 2005[23]）。

　このように，急性中耳炎に対する抗菌薬の治療効果に否定的なエビデンスが多く蓄積されてきた。この流れを大きく変えたのが，2011年に相次いで発表された2つの大規模臨床研究の結果である。TähtinenらはclavuIanate（CVA）/AMPCとplaceboを用いたRCTの結果，CVA/AMPC投与群は有意に鼓膜所見の改善率が高く，治療失敗および追加治療の必要性が低下することを示した（Tähtinen et al. 2011[24]）。同様にHobermanらはCVA/AMPC投与群は，有意に症状改善に要する期間および鼓膜所見が残存する期間を短縮することを示した（Hoberman et al. 2011[25]）。この2つのRCTがこれまでと大きく異なるのは，急性中耳炎の診断基準に厳格な鼓膜所見を取り入れた点である。このことにより，ウイルス性上気道炎に

非特異的な耳痛を併発して急性中耳炎と誤診された症例が研究にエントリーされることを防ぎ，純粋に抗菌薬の治療効果を評価することが可能となったと考えられる。これらの成果も含め，Cochrane Reviewでも13編のRCTに対してシステマティックレビューを行い，抗菌薬治療はティンパノメトリーの異常，鼓膜穿孔と対側の急性中耳炎の発症に対して，有効性を示すことが報告された（Venekamp et al. 2015[26]）。ただし，抗菌薬の有効性が最も明らかなのは2歳未満の両側罹患例と耳漏を伴う症例であったが，耳痛の早期改善と再発予防に対する有効性にはplaceboと有意な差はなかったことから，効果は限定的であると結論づけている。

　Daganら，Toltzisらは，総説ならびに症例対照研究により，種々の薬剤の使用は上咽頭における耐性肺炎球菌の存続を増加し，投与薬剤に耐性の肺炎球菌株が中耳貯留液に重感染するため，抗菌薬使用を減らすように勧めている（Dagan 2000[27]，Dagan et al. 2001[28]，Toltzis et al. 2005[29]）。

　これらの結果から導かれるのは，鼓膜所見を重視した厳格な診断により，抗菌薬を必要としない症例と，抗菌薬治療の恩恵を受ける可能性が高い症例を鑑別することの重要性である。

2) 本ガイドラインの沿革

　本邦では，本ガイドラインが発表される以前から，小児急性中耳炎の難治化が大きな問題となってきた。定期的に実施されてきた原因菌の全国調査の結果から，薬剤耐性菌の増加と，その検出状況が欧米と大きく異なることが報告され（鈴木 2000[30]，西村ら2004[31]），この状況に対応するガイドラインの必要性が高まっていた。本邦の急性中耳炎診療は欧米と異なり，耳鼻咽喉科医が大きな役割を担っており，正確な鼓膜所見に基づく，厳密な急性中耳炎の診断は日常診療として定着していた。このような医療環境を背景に，日本耳科学会，日本耳鼻咽喉科感染症研究会（当時），日本小児耳鼻咽喉科学会は，小児急性中耳炎の診療を支援する目的に，根拠に基づく医療（Evidence-Based Medicine：EBM）に準拠して（中山2004[32]），診療ガイドライン2006年版を作成した。ガイドラインには抗菌薬投与の決定と抗菌薬選択に鼓膜所見を重視した重症度分類が採用された。

　石川県内の耳鼻咽喉科医，小児科医を対象とした調査から，ガイドラインの認知度は耳鼻咽喉科医の85％，小児科医の52％であり，そのうち耳鼻咽喉科医の56％，小児科医の49％が実際に利用していることが報告された（伊藤ら2008[33]）。また，ガイドラインに準拠した診療による治療成績もおおむね良好であった（林ら2007[34]，菅原ら2008[35]）。以上の結果を踏まえ，いくつかの修正を加えて2009年版に改訂された。

　2009年版の発表後，2009年にはカナダ（Forgie et al. 2009[36]），2010年にはイタ

リア（Marchisio et al. 2010[37]）から小児急性中耳炎診療ガイドラインが報告された。イタリアのガイドラインも本邦と同様に，詳細な鼓膜所見の同定と記載が重要としており，小児科医が詳細な鼓膜所見の同定と記載ができない際には，手術用顕微鏡あるいは内視鏡による鼓膜観察が可能な耳鼻咽喉科医への紹介を選択肢としている。また，2013年に改訂された米国小児科学会のガイドラインも，詳細な鼓膜所見の観察の重要性を強調しており（Lieberthal et al. 2013[38]），これらの基本コンセプトは，本ガイドラインが2006年版から貫いてきた鼓膜所見を重視する方針と一致する。

2013年版では，2009年版以降の原因菌の変化とその感受性，重症度分類に用いる所見項目の見直し，肺炎球菌迅速検査キットならびに肺炎球菌ワクチン，新たな抗菌薬，補剤である漢方薬投与，難治性・遷延性中耳炎に関して，新たなデータに基づいて記載を変更あるいは追加した。また，2006年版，2009年版を参照せずに使用可能な診療ガイドラインとするため，2006年版，2009年版と重複する事項についても記載した。

なお，2013年版に準拠した診療による治療成績も良好であることが報告されている（宇野ら2016[39]）。

2018年版では近年のガイドライン作成法の進歩に鑑み，推奨度決定基準の見直しを行った。使用する判定基準の選定にあたって，『Minds診療ガイドライン作成の手引き2014』（福井ら2014[40]）の提案を参考とした。すなわち，重大なアウトカムに対するエビデンスの質を総括的に評価することが可能であるばかりでなく，患者が受ける益と害のバランスを重視した方法であることに加え，治療のみならず診断に対する推奨が容易に行える方法であることを考慮した。その結果，米国小児科学会（AAP）が推奨する方法を採用することに決定した（p.18「11 推奨度決定基準」参照）。改訂の過程で，CQを一部見直し，ガイドライン利用者から要望の多かった反復性中耳炎の診断と治療に関する項目を加えた。また，ガイドライン利用者の利便性を図るため，用語の解説を1カ所にまとめるなど，従来版の構成を一部整理した。

2018年版の発表後，肺炎球菌ワクチンに関する知見の増加を認めた。これに対応する目的でCQ2-1についてのみ，新たにシステマティックレビューを行った。その他のCQに関しては，エビデンスの評価は2018年版を引き続き利用し，補足的な記述の追加のみ行った。

本ガイドラインは初版から，抗菌薬の適正使用の普及を重要な目的として作成されてきた。これを実現するために，軽症例には抗菌薬を投与せず，中等症以上に対しては第一選択抗菌薬をペニシリン系とする基本方針を貫いてきた。これは，今日注目されるAMR（antimicrobial resistance）対策に合致する。その成果は，ペニシ

リン耐性肺炎球菌分離率の低下として確認することができる（p.10「9 本邦における小児急性中耳炎難治化の細菌学的背景と現況」参照）。しかし，インフルエンザ菌の薬剤耐性化率は依然として高い状態が続いていることから，ガイドラインの普及を進めると同時に，適宜改訂による改善を続けていく必要がある。2024年版では，AMR対策の推進役としてガイドラインの基本姿勢に変化はないが，利用者に誤解なくガイドラインの意図が伝わるよう診療アルゴリズムを一部改め，アルゴリズムの考え方を示す概念図（まとめ）を追加した。これは，2020年にはじまる新型コロナウイルス感染症（COVID-19）の影響下で，小児急性中耳炎診療を含む上気道感染症診療が変化する中，利用者にとって使いやすいガイドラインを目指した結果である。

　なお，本ガイドラインはあくまで診療を支援するためのものであり，診療を拘束するものではない[註1]。これを実際に臨床の現場でどのように患者に用いるかは，医師の専門的知識と経験をもとに，患者の意向や価値観を考慮して判断されるものである。有効性を示す高いレベルのエビデンスがないことは，その治療法が無効であること，または行ってはならないことを直接的に意味するものではない。しかし，そのような治療法を用いる場合には，その臨床的有効性の評価，そして患者とのコミュニケーションについて，いっそうの配慮が必要とされるものである。診療ガイドラインにおける推奨事項は，個々の臨床状況で行われるべき医療内容の法的根拠とはならないことを重ねて強調したい（Hurwitz 1999[41]）。本ガイドラインは，2018年版までと同様に，公表後，利用者ならびに患者の意見を反映し，さらに外部評価も受けて定期的に改訂の予定である。

　　　註1：ガイドラインは次のように位置づけられる。

　　　　　　規制（regulations）＞指令（directive）＞推奨（recommendation）≧指針（guide-line）〔Last JM編・日本疫学会訳『疫学辞典』（第3版，一部追加）による〕

5　作成目的ならびに目標

　本ガイドラインの目的は，反復性中耳炎を含む小児急性中耳炎（15歳未満[註2]）の診断・検査法を示し，本邦の急性中耳炎症例の原因菌と薬剤感受性を考慮して，エビデンスに基づき，かつガイドライン作成委員のコンセンサスが得られ，同時に患者が受ける益と害のバランスを考慮した上で推奨される治療法を作成することである。本ガイドラインが，小児急性中耳炎患者の診療にあたり臨床的判断を支援するために活用され，中耳炎患者の診断・治療に有益となることを目標とする。

　　　註2：厚生労働省の平成12年12月15日付の医薬審第1334号「小児集団における医薬品の臨床試験に関するガイダンスについて」では，小児患者の医薬品の試験デ

ザイン上の年齢区分として，早産時，正期産新生児（0から27日），乳幼児（28日から23カ月），児童（2歳から11歳），青少年（12歳から16又は18歳）を提唱している[42]。本ガイドラインでは，一般的な小児の基準である15歳未満を採用した。

6　利用者

　本ガイドラインは，耳鼻咽喉科医や小児科医など小児急性中耳炎の診療に携わるすべての医師を利用者と想定する。なおガイドラインには，主として耳鼻咽喉科医が行う観血的な治療法が含まれる。したがって，ガイドラインを利用する医師は，ガイドラインに記された診療行為が医師の専門領域や経験によっては実施困難な場合に備え，耳鼻咽喉科医に紹介できる体制を整備することが望ましい。

7　対　象

　本ガイドラインの対象は，15歳未満の反復性中耳炎を含む小児急性中耳炎である。以下は対象としない。すなわち，滲出性中耳炎症例，鼓膜換気チューブが留置されている症例，頭蓋・顔面に先天的形態異常を有する症例，重大な免疫不全のある症例，顔面神経麻痺・内耳障害などの合併症を呈する急性中耳炎，ならびに急性乳様突起炎，頭蓋内合併症などがみられる急性中耳炎である。

　急性中耳炎と鑑別困難な水疱性鼓膜炎があるが，今回のガイドラインの対象とはしていない。急性中耳炎を反復する症例の中に，一過性にIgG2低値を示す患者がいる。このように成長過程で一過性に免疫不全を呈する症例は，本ガイドラインの対象とする。

8　急性中耳炎の定義

　本診療ガイドラインでは，急性中耳炎を，「急性に発症した中耳の感染症で，耳痛，発熱，耳漏を伴うことがある」と定義した。さらに以下の注釈を加えた。
　注　釈
　①急性に発症とは，本人の訴えあるいは両親などの保護者により急性症状が発見され，急性症状が持続する間に受診した場合と定義する。急性炎症の持続期間については，明確なエビデンスは存在しないが，3週を超えないとする定義が一般的であるので本ガイドラインでも採用する（Senturia et al. 1980[43]）。また，慢性中耳炎の急性増悪は急性中耳炎とは病態が異なるので除く。

②米国小児科学会が報告した急性中耳炎診療ガイドライン（Subcommittee on Management of Acute Otitis Media 2004[44])）では，急性中耳炎の診断には，(1)症状が急性に発症，(2)中耳貯留液の存在，(3)中耳の急性炎症を示す徴候，の3点が求められるとしていたが，2013年の改訂版では中耳の炎症による徴候・症状が急性に発症するものを急性中耳炎と定め，抗菌薬の必要性を含めた診断には下記の3点が推奨されている（Lieberthal et al. 2013[38])）。

(1)中等度〜高度の鼓膜の膨隆，あるいは急性外耳炎に起因しない耳漏の出現がみられる。

(2)鼓膜の軽度膨隆と急性に（48時間以内）発症した耳痛（発語前の児では耳を押さえる，ひっぱる，またはこすりつける）がある，あるいは急性に発症した耳痛と鼓膜の強い発赤がある。

(3)中耳貯留液がみられない（気密式耳鏡検査やティンパノメトリーで確認）場合には急性中耳炎と診断するべきではない。

9 本邦における小児急性中耳炎難治化の細菌学的背景と現況

2006年，本ガイドライン初版が発行された背景には，本邦における小児急性中耳炎の著しい難治化があった。同時期に急性中耳炎の主要な原因菌である肺炎球菌とインフルエンザ菌の急速な薬剤耐性化の報告が相次いだことから，急性中耳炎原因菌の薬剤感受性悪化が中耳炎難治化の大きな要因と考えられ，その対策が急がれた。本ガイドラインの発表以降，抗菌薬適正使用の普及や13価小児肺炎球菌ワクチンの定期接種化，新たな経口抗菌薬の発売，COVID-19の流行など急性中耳炎原因菌を取り巻く状況が大きく変化する中，肺炎球菌の感受性はある程度改善したが，インフルエンザ菌については大きな改善を認めていない。これらの変化が欧米諸国と様相を異にする点は重要である。この違いが，欧米のガイドラインをそのまま適用することを難しくしており，本邦オリジナルのガイドラインの作成が必要な理由でもある。

中耳炎原因菌の感受性データの集積は，①抗菌薬の適正使用も含めた過去の中耳炎診療を振り返り，②これからの中耳炎診療の方向性を決定する上で重要な基盤となる。

1) 小児急性中耳炎症例からの検出菌について

2015年12月から2017年6月にかけて「第6回耳鼻咽喉科領域感染症臨床分離菌全国サーベイランス」が実施された（鈴木ら2020[45])）。この第6回サーベイランスは，日本感染症学会，日本化学療法学会，日本臨床微生物学会の3学会による「第7回

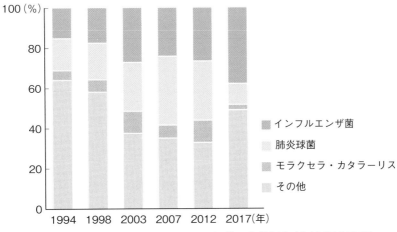

図1　急性中耳炎患者から分離された細菌の分離頻度（文献45を改変）

「三学会合同抗菌薬感受性サーベイランス～耳鼻咽喉科領域～」の一環として実施された（Suzuki et al. 2020a[46]，b[47]），全国12大学ならびに関連施設と開業医院の合計48施設が参加した。

　本サーベイランスでは，小児急性中耳炎患者148例から中耳貯留液を採取し細菌培養を実施している。その結果，158株の細菌が分離され，インフルエンザ菌60株（38.0％），肺炎球菌16株（10.1％），モラクセラ・カタラーリス5株（3.2％）で，この3菌種が分離菌の過半数を占めていた。これまで実施された第1～5回（1994年，1998年，2003年，2007年，2012年）の耳鼻咽喉科領域感染症臨床分離菌全国サーベイランス分離菌を比較したものを図1に示した（1～4回は全年齢層を，5回は15歳以下，6回は6歳以下を対象としている）。第5回と第6回の大きな違いは肺炎球菌とインフルエンザ菌の分離頻度で，肺炎球菌が29.2％から10.1％に減少したのに対し，インフルエンザ菌は26.7％から38.0％へと上昇し，分離頻度順位が逆転している。

　分離菌を年齢別に比較すると，インフルエンザ菌の検出率が全年齢で高いが，特に0歳で46.2％と非常に高く，年齢が上がると徐々に減少し，3～6歳で25.0％の分離率であった。肺炎球菌は0歳児で3.8％であるが，年齢とともに上昇し，3～6歳で17.4％の分離率であった（鈴木ら2020[45]）（表6）。

2) 肺炎球菌とインフルエンザ菌の薬剤感受性成績

　肺炎球菌とインフルエンザ菌の薬剤感受性による分類は第3章 参考資料「2 薬剤感受性による肺炎球菌の分類」，「3 薬剤感受性によるインフルエンザ菌の分類」，表15，表16の通りとした（pp.93～94）。

表6 年齢別の分離頻度 (文献45を改変)

菌種		0歳	1歳	2歳	3〜6歳
肺炎球菌	n	1	8	3	4
	%	3.8	10.5	12.5	17.4
インフルエンザ菌	n	12	31	9	8
	%	46.2	40.9	37.5	25.0
モラクセラ・カタラーリス	n	1	3	1	0
	%	3.8	3.9	4.2	0
その他	n	12	34	11	20
	%	46.2	44.7	45.8	62.5
計	n	26	76	24	32

(1) 肺炎球菌

　第1〜6回サーベイランスで分離された肺炎球菌におけるPSSP，PISP，PRSPの分離率を図2に示した。なお，ここで集計された肺炎球菌は，全年齢，全対象疾患からの株で，小児急性中耳炎以外の株も含まれている。

　第6回サーベイランスでは88株の肺炎球菌が分離され，PRSP5株（5.7％），PISP25株（28.4％），PSSP58株（65.9％）であった（鈴木ら2020[45]，Suzuki et al. 2020a[46]）。1994年の第1回サーベイランスでは，耐性肺炎球菌の分離率は50.4％（PRSP 14.3％，PISP 36.1％）で，その後分離率は上昇し，2003年には59.6％（PRSP 19.9％，PISP 39.7％）を耐性肺炎球菌が占めた。2003年以降は減少に転じ，2017年の第6回サーベイランスでは34.1％であり，特にPRSPは5.7％と大きく減少している。

　第4〜6回サーベイランスでの肺炎球菌に対する各種抗菌薬のMIC_{90}を表7に示した（鈴木ら2020[45]，鈴木ら2015[48]）。MIC_{90}とは，菌株の集団のMICを小さい方から並べて90％目の株のMIC（集団を構成する90％の菌株の発育を阻止する抗菌薬の濃度）の値である。ペニシリン系薬であるPCG，AMPC，CVA/AMPCはどれも1管ずつMIC_{90}が減少している。これはPRSPの減少を反映していると思われる。ペニシリン系以外のβ-ラクタム薬や他系統の抗菌薬については特に変化はないようである。マクロライド系の感受性が2012年に大きな低下がみられたが，2017年はそれが維持された状況である。

(2) インフルエンザ菌

　第6回サーベイランスでは（鈴木ら2020[45]，Suzuki et al. 2020a[46]），インフルエンザ菌147株中，BLNAS 56株（38.1％），BLNAI 26株（17.7％），BLNAR 50株

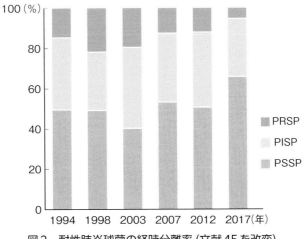

図2　耐性肺炎球菌の経時分離率 (文献45を改変)

表7　第4回 (2007年) と第5回 (2012年) 第6回 (2017年) サーベイランスでの肺炎球菌に対する各種抗菌薬のMIC$_{90}$ (文献45, 48を改変)

抗菌薬	2007年 n＝78	2012年 n＝113	2017年 n＝88
PCG	2	2	1
AMPC	2	2	1
CVA/AMPC	2	2	1
FRPM	0.5	0.5	0.5
CDTR	1	0.5	0.5
CFPN	1	1	1
CTRX	0.5	1	1
TBPM		≦0.06	≦0.06
LVFX	2	2	1
TFLX	0.25	0.25	0.25
CAM	128	≧128	≧128
AZM	32	≧128	≧128

(34.0%), BLPAR 10株 (6.8%), BLPACR 5株 (3.4%) であった (**図3**)。なお, 肺炎球菌同様に全年齢, 全対象疾患からのインフルエンザ菌が含まれている。

　第1〜5回サーベイランスでは, 耐性インフルエンザ菌は増加傾向にあった。一方, 第6回サーベイランスでは, BLNAI＋BLNARの分離率は約50%で大きな変化はないが, BLPACR＋BLPARの分離率は約15%から10%に減少し, 感性菌の割合が増加している。

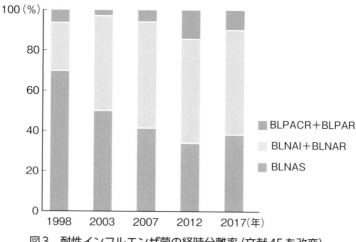

図3 耐性インフルエンザ菌の経時分離率（文献45を改変）

表8 第4回（2007年）と第5回（2012年）第6回（2017年）サーベイランスでのインフルエンザ菌に対する各種抗菌薬のMIC$_{90}$（文献45，48を改変）

抗菌薬	2007年 n＝63	2012年 n＝106	2017 n＝147
ABPC	128	32	8
CVA/AMPC	16	8	8
CDTR	0.5	0.5	0.25
CFPN	4	2	2
CTRX	0.25	0.5	0.25
MEPM	0.5	0.5	0.5
TBPM	―	1	1
LVFX	≦0.06	≦0.06	≦0.06
TFLX	≦0.06	≦0.06	≦0.06
CAM	16	8	16
AZM	4	2	2

　第4～6回サーベイランスでのインフルエンザ菌に対する各種抗菌薬のMIC$_{90}$を表8に示した（鈴木ら2020[45]，鈴木ら2015[48]）。ABPCのMIC$_{90}$が第6回サーベイランスでは8μg/mLまで減少している。一方で，ペニシリン系以外のβ-ラクタム薬については特に変化はみられていない。フルオロキノロンについても感受性は保たれたままで維持している。

(3) 肺炎球菌の血清型

　第6回サーベイランスでは肺炎球菌の莢膜に対する血清型を決定し，その結果を

表9　肺炎球菌の血清型とペニシリン感受性 (文献45より)

血清型		PSSP	PISP	PRSP	計
Prevenar13 に含まれる 血清型	6A	—	—	1	1
	3	6	—	—	6
	7F	2	—	—	2
	19A	5	2	—	7
Prevenar13 に含まれない血清型	10A	8	—	—	8
	11A	10	—	—	10
	15B	4	1	—	5
	22F	4	—	—	4
	33F	4	—	—	4
	6C	5	—	—	5
	7C	1	—	—	1
	15A	—	2	1	3
	15C	1	1	1	3
	23A	—	4	1	5
	24F	1	—	—	1
	34	3	—	—	3
	35B	1	13	1	15
	25A/38	1	—	—	1
	35型群	1	—	—	1
	無莢膜型	1	2	—	3
計		58	25	5	88株

表9に示した (鈴木ら2020[45])。解析した全88株のうち, Prevenar13に含まれる血清型は16株であったが, Prevenar13に含まれない血清型は72株 (81.8%) と, 多数を占めた。最も多く分離された血清型は35Bの15株 (17.0%) であった。15株のうちPRSP1株, PISP13株とほとんどが耐性肺炎球菌であった。Ubukataらも第6回サーベイランスとほぼ同時期に小児急性中耳炎患者の中耳貯留液から分離された肺炎球菌148株を解析し, 血清型35Bは12株 (8.1%) 分離されている (Ubukata et al. 2018[49])。Ubukataらは耐性遺伝子の検索を実施しており, この12株全て耐性遺伝子を保有していることを報告している。血清型35Bのほとんどは耐性株であり, かつ現時点では非ワクチン株であることから, このまま35B型が増えると1990年代に猛威をふるった耐性肺炎球菌拡大の再来が懸念され, 今後の動向に注意が必要で

あろう。

10 エビデンスの収集

　本ガイドラインの作成にあたっては，ガイドライン作成委員会でSCOPE（ガイドライン作成の計画書）を作成し，重症臨床課題を見直した上でPICO（P：patients, problem, population，I：interventions，C：comparisons, controls, comparators，O：outcomes）を用いて次に挙げるCQを設定した。

①診断・検査法

②予防

③治療

　下記の手順で既存のエビデンス（文献）を収集した。

1) 使用したデータベース

　2006年版では，PubMed，医学中央雑誌Web version 3，2009年版では，PubMed，Cochrane Library，医学中央雑誌Web version 4，2013年版，2018年版および2024年版ではPubMed，Cochrane Library，医中誌Webを使用した。

2) 検索期間

　2006年版では，2000～2004年出版文献でデータベースにて検索可能であった文献を検索し，2009年版では2004年以降の文献として2008年4月10日に検索できた文献，2013年版では2008年以降の文献として2012年1月26日に検索できた文献，2018年版では2012年以降の文献として2016年9月30日に検索できた文献，2024年版では2016年以降の文献として2022年10月28日に検索できた文献を追加した。さらに必要に応じて2023年に発表された文献も加えた。

3) 採択基準

　ランダム化比較試験のシステマティックレビュー，個々のランダム化比較試験の文献を優先し，それがない場合はコホート研究，ケースコントロール研究などの観察研究の文献を採用した。さらに不足する場合は症例集積（ケースシリーズ）の文献まで拡大した。動物実験や基礎的な知見に関する文献は除外した。

4) 採択法

　2006年版では，医学中央雑誌Web version 3により，「中耳炎」のキーワードで，メタアナリシス，ランダム化比較試験，比較臨床試験，比較研究の研究デザインタ

グをチェックして検索し，本ガイドラインに採用する文献はみられなかった。PubMed上では，以下のキーワード（①otitis media, treatment，②otitis media, antibiotics，③acute otitis media, treatment，④acute otitis media, antibiotics）で検索した。メタアナリシスとコクラン共同計画によるシステマティックレビューは，"English［la］AND otitis media［ti］AND（Cochrane Database Syst Rev［jour］OR meta-analysis［pt］）AND 2000：2004［dp］"の検索式を用いた。さらに，米国小児科学会のガイドライン（2004[50]）で引用された文献を解析した。以上の文献検索以外に，2000年以前の文献，ガイドライン作成中の2003～2005年に発表された文献，あるいはガイドライン作成上必要と判断した国内・外雑誌に発表された文献を抽出し，総計82文献を検討の対象とした。

　2009年版，2013年版では，医学中央雑誌Web version 4, 5により，検索式（中耳炎/TH or 中耳炎/AL）and（PT＝会議録除く and RD＝メタアナリシス，ランダム化比較試験，準ランダム化比較試験，比較研究，診療ガイドライン）でそれぞれ104編（2003～2008年），233編（2008～2012年）をヒットし，抄録あるいは本文を検討し，それぞれ7文献，50文献を対象として取り上げた。

　PubMed上では，Search（English［la］OR Japanese［la］）AND（otitis media）AND（treatment OR antibiotics）AND（randomized controlled trial［pt］）AND 2004：2007［dp］ならびにSearch（English［la］OR Japanese［la］）AND（otitis media）AND（treatment OR antibiotics）AND（meta-analysis［pt］OR Cochrane Database Syst Rev［ta］）AND 2004：2007［dp］のキーワードで検索し，118文献を抽出した。さらに，Cochrane Libraryに含まれるサブデータベースのCochrane Reviews, Clinical Trials, Other Reviews, Technology Assessments, Economic Evaluationsで，タイトル，抄録，キーワードにotitis mediaを含み，2004年から2007年4月までに発表された268文献を抽出した。以上の検索で得られた総計386文献を検討し，2006年版にすでに掲載済みの文献を除いて，2009年版に採用する文献として60文献を追加した。さらに，2007年4月1日以降の文献を2008年4月10日に，日本医療機能評価機構・医療情報サービス事業EBM医療情報部の協力にて，PubMedを対象に以下の検索式（（"otitis media"［MeSH］AND "therapy"［Subheading］）OR（"otitis media"［MeSH］AND antibiotics）OR（"acute otitis media" AND "therapy"［Subheading］）OR（"acute otitis media" AND antibiotics））AND（（"meta-analysis"［pt］OR "randomized controlled trial"［pt］）NOT "Cochrane database of systematic reviews（Online）"［Jour］AND "humans"［MeSH］AND（english［la］OR japanese［la］）AND 2007/4/1［edat］：2008/3/31［edat］にて11文献を抽出し，5文献を取り上げた。以上の文献検索以外に，ガイドライン作成上必要と判断した3文献を加え，最終的には2006年版に75文献を追加して157文献を検討の対象とした。

　2013年版では，同一の検索法で総計650文献を抽出し，新たに208文献を取り上げた（Abstract Table）。なお，本改訂版ではAbstract Tableは紙面の関係で掲載せず，一般社団法人日本耳科学会ホームページに掲載した（https://www.otology.gr.jp）。

　2018年版，2024年版では，2013年版と同一の検索法でそれぞれ総計2,257文献，801文献を抽出し，新たにそれぞれ311文献，449文献を取り上げた。

11　推奨および推奨度の決定基準

1）エビデンスの質

　本ガイドラインの作成にあたっては，エビデンスの質は下記に示す米国小児科学会（AAP）の提案する表示方法を採用した（表10，American Academy of Pediatrics. Steering Committee on Quality Improvement and Management 2004[50]）。

表10　エビデンスの質

A.	よくデザインされたRCT，あるいは適切な対象に対するよくデザインされた診断的研究【強いエビデンス】
B.	小さな限界を伴うRCTあるいは診断的研究；観察研究から得られる非常に一貫したエビデンスの存在【十分な（中程度の）エビデンス】
C.	観察研究（症例対照研究，コホート研究）【弱いエビデンス】
D.	専門家の意見，症例報告，基本的原理に基づく論拠【不十分な（とても弱い）エビデンス】
X.	妥当性の高い研究の実施が不可能【益と害の優位性が明らかであるような例外的状況である場合に検討対象とする】

　上記エビデンスの質の評価にあたっては，『Minds診療ガイドライン作成の手引き2014』（福井ら2014[40]）および『Minds診療ガイドライン作成マニュアル2020 ver.3.0』（Minds 2021[51]）の提案とAAPの提案を参照し，まず個々の研究に対して以下の要素を勘案し総合的に評価した。

　　①バイアスリスク［選択バイアス，実行バイアス（盲検化），検出バイアス（評価者の盲検化），症例減少バイアス（アウトカムの不完全報告など），選択的アウトカム報告バイアス，早期試験中止バイアス，その他のバイアス（COIなど）］

　　②直接性（外的妥当性，一般化可能性，適用可能性）

　さらに，複数の研究から得られる共通したアウトカムについて，上記の項目に加え，以下の要素を勘案し，エビデンス総体としてエビデンスの強さを評価した。

　　③一貫性（複数の研究による支持）

　　④精確性

　観察研究に関してはエビデンスの質を上げる項目として以下の要素を考慮した。

　　⑤介入による効果が大きい

　　⑥用量−反応勾配あり

　　⑦可能性のある交絡因子が効果を減弱させている

　上のすべての要素を考慮した上でエビデンス総体を統合し，エビデンス総体の総括としてCQごとに唯一のエビデンスの質を決定した。

2) 推奨の強さ

　推奨の強さの明示は，診療ガイドラインに期待される最も重要な役割の一つであり，どのような要因を考慮して推奨度を決定することが望ましいかについては多くの議論がある。本ガイドライン作成委員会ではMindsの提案を参考にし，重大なアウトカムに対するエビデンスの質の評価に加えて，益と害のバランスを考慮して決定する方針とした。具体的な決定はAAPが推奨する方法に準じた。

　推奨の強さならびに具体的な推奨文は委員会の総意に基づいて決定した。ただし，CQ1-4（p.40）において，急性中耳炎の重症度を判定するための鼓膜所見，臨床症状で選択すべき項目，各々の項目の重みづけ，軽症，中等症，重症の3段階に分類する際のスコアの点数についてはデルファイ法により決定した[注3]。さらに，軽症，中等症，重症の症例に選択される治療法についてもデルファイ法により決定した。

　　　註3：デルファイ法について

　　　　　　デルファイ法とは，解答が得られていない問題について，その問題に関する専門家がそれぞれ独自に意見を出し合い，相互参照を行って再び意見を出し合う，という作業を数回行い，多くの専門家の意見を収斂させていく方法である。一度行ったアンケートの集計結果を回答者に提示し，回答者は参加者の回答分布をみて，再度回答する手順を繰り返すことで，回答が固定されたところで終了となる。

3) エビデンスと推奨の表示法

(1) 作成方法の検討過程

　2006年の初版から本ガイドラインは日本脳卒中学会の提案するエビデンスレベルの表示方法を採用してきた。しかし，近年のガイドライン作成法の進歩に鑑み，新しいエビデンスレベルの評価法であるGRADE（Grading of Recommendations Assessment, Development and Evaluation）に基づくガイドライン改訂に向けた検

討を2015年に開始した。GRADEでは，CQにより設定された複数のアウトカムごとに個々の研究の結果をまとめbody of evidenceとし，その確実性を検討する。さらに複数の重大なアウトカムに関するbody of evidenceの全体的な質を評価する過程を経る。これは，研究手法がメタアナリシスやRCTでさえあれば，質の高いエビデンスとする考えに対する反省から生まれた手法であり，RCTであってもその質を評価し，エビデンスの強さを下げる場合がある一方，観察研究でもエビデンスの評価が上がる仕組みを内在しているのが特徴である。

具体的作業として，小児急性中耳炎診療ガイドライン作成委員会ではSCOPE（ガイドライン作成の計画書）を作成し，重要臨床課題を見直した上でPICOを用いてCQを設定した。さらに，耳鼻咽喉科専門医から成るシステマティックレビュー・チーム（SRチーム）を新たに組織し，各CQに対してシステマティックレビューを実施し，Mindsが提唱するGRADEに基づくガイドライン作成が可能かどうかを検討した。その結果，いくつかの課題が明らかとなった。

GRADEの特長として，治療の優劣を論じた介入研究に基づくエビデンスの強さの決定に有用である点が挙げられる。すなわち，外科的治療と保存的治療の選択が臨床課題として存在するような場合のガイドライン作成に力を発揮する。前提条件として，研究方法に差はあっても共通のアウトカムに関する研究が多数あることが必要である。

一方，小児急性中耳炎の治療は診断と不可分であり，本ガイドラインでも初版から診断に多くの紙面を割いてきた。これは，不確実な診断による不要な治療介入を防ぐことが本ガイドラインの重要な使命の一つであり，正しい診断の普及が正しい治療を行う上で不可欠だからである。したがって，本ガイドラインでは診断に関するエビデンスの評価が必要となる。

また，急性中耳炎に対する重要な治療である抗菌薬治療自体の有用性の有無に関するエビデンスは蓄積されてきたが，欧米と原因菌の耐性化環境が異なる本邦において，個別の原因菌に対する異なる抗菌薬の治療効果に関するエビデンスの集積は十分とはいえないのが現状である。

作成委員会で議論を重ねた結果，エビデンスの集積が十分でない臨床課題に対し，患者が受ける利益が明らかであるにもかかわらず推奨を行えない状況は，本ガイドラインの目的と使命に照らして，決して好ましいものではないとの結論に至った。この結論を踏まえ，GRADEによるガイドライン作成は今後の課題として見送った。

(2) 採用した作成方法

近年，米国小児科学会（AAP）が提唱するガイドライン作成法を採用する複数のガイドラインが発表された（Tunkel et al. 2014[52]，Stachler et al. 2012[53]，Seidman et al. 2015[54]）。対象となった疾患はすべて診断法自体が臨床課題に挙がる疾患であり，米国の小児急性中耳炎診療ガイドラインもここに含まれる（Lieberthal et al. 2013[38]）。このエビデンス評価方法は治療選択のみならず，診断に関するアウトカムのエビデンスレベルの決定を支援するように作成されている。すなわち，データの集積が十分ある課題に対してはGRADEの評価基準に準じ，診断法の評価にはQUADAS（Quality Assessment of Diagnostic Accuracy Studies）（Whiting et al. 2003[55]）の評価基準を用いる，というように課題によって柔軟な評価を行うことが可能である。さらにGRADEと同様，推奨の強さの決定にはエビデンスレベルに加えて，患者が受ける益と害の強さのバランス評価が重視されているのみならず，**表11，12**に示すごとく，益と害の優位性が明らかな状況では，妥当性の高い研究の実施が困難なためにエビデンスの集積が十分でない臨床課題に対して，強い推奨を行うことも可能であるという特長を有する。以上の特長は，本ガイドラインの作成理念と合致することから，委員会の合意でこの方法の採用を決定した。

　なお，SRチームから提出を受けたSRレポートはGRADEに準じた評価であったが，AAPの評価基準と一致する部分に関しては，これに基づきCQのエビデンスの質，推奨の強さの最終決定を作成委員会が行った。

付記：SRチーム

　SRチーム（p.3 **表3**）では，まず解析対象となる研究に関する選択基準を決定し，文献からガイドライン作成上必要となるデータをまとめるためのデータシート（一次研究用・レビュー論文用）をMicrosoft Excel® で作成した。検索された文献についてCQごとにスクリーニングを行った。まず一次スクリーニングとして，タイトルとアブストラクトから明らかにCQに合致していないものを除外した。二次スクリーニングとして文献本文を読み，選択基準に合致した研究に関しては文献から必要なデータを抽出し，データシートに入力した。いずれのスクリーニングも独立した2名の耳鼻咽喉科医師によって行われ，2名の結果を照合して文献の採用を決定した。2名の意見が異なる場合はSRチームリーダーを含む3名で議論し，文献の採用を決定した。最終的なデータテーブルをSRレポートとしてガイドライン作成委員会に提出した。

12　エビデンス統合のための手法

　エビデンスを統合するにあたり，共通のアウトカムに関する各文献のエビデンスの強さを評価し，エビデンスの総体としてアウトカム自体のエビデンスの強さを決定した。さらにアウトカムの集合であるCQのエビデンスの強さを，エビデンス総体の総括として統合した。

表11　推奨の強さ

強い推奨：非常に強いエビデンスがあり（エビデンスの質A），益は害を明らかに上回る。 　　　　　強いエビデンスがあり（B），益は害を明らかに上回る。 　　　　　研究実施上の制約により十分なエビデンスはないが（X），益が害を明らかに上回る。
推奨：強いエビデンスがあり（B），益は害を上回る。 　　　弱いエビデンスしかないが（C），益は害を上回る。 　　　研究実施上の制約により十分なエビデンスはないが（X），益は害を上回る。
オプション：専門家の意見や基本的原理に基づく論拠以外に十分なエビデンスはないが（D），益が害を上回る。 　　　　　　エビデンスはあるが（A，B，C）益と害が拮抗する。
非推奨：十分なエビデンスがなく（D），益と害が拮抗する。

表12　推奨の強さの決定：「エビデンスの確実性」と「益と害のバランス」の関係

	エビデンスの確実性	益または害の優位性	益と害が拮抗
A.	よくデザインされたRCT，あるいは適切な対象に対するデザインされた診断的研究	強い推奨	オプション
B.	小さな限界を伴うRCTあるいは診断的研究；観察研究から得られる非常に一貫したエビデンスの存在	推奨	オプション
C.	観察研究（症例対照研究，コホート研究）	推奨	オプション
D.	専門家の意見，症例報告，基本的原理に基づく論拠	オプション	非推奨

		益または害の優位性
X.	妥当性の高い研究の実施が不可能だが，益と害の優位性が明らかであるような例外的状況	強い推奨 / 推奨

13　リリース前のレビュー

　2006年版のガイドラインは，公開に先立ち，日本耳科学会，日本耳鼻咽喉科感染症研究会，日本小児耳鼻咽喉科学会，小児科医師からの意見を求め，必要に応じて修正を行った。さらに，ガイドラインの一般的な利用者と考えられる耳鼻咽喉科医を対象として，臨床現場での有用性について調査を行い，適宜，その結果を反映させた。

　2009年版を一般公開する前に，記載形式についてはCOGS（Conference on Guideline Standardization）の提案（Shiffman et al. 2003[56]），記述内容については

AGREE（Appraisal of Guidelines for Research & Evaluation[57]）の評価法を参照してレビューを行った。

2013，2018年版は，AGREE Ⅱ（The AGREE Next Steps Consortium 2009[58]）（https://www.agreetrust.org/resource-centre/agree-ii/）の評価法に準じて，ガイドライン作成委員会でレビューを行った（2018年版では日本語訳を併用）。

2024年版では，AGREE Ⅱ日本語訳（日本医療機能評価機構EBM医療情報部2022[59]）（https://minds.jcqhc.or.jp/docs/StaticPage/evaluation_tool/1.AGREEⅡ2017_Japanese_202209.pdf）を用い，3名のガイドライン作成協力者（p.3 **表2**）の評価を集計した。評価結果を領域ごとに獲得ポイントのパーセンテージで示すと，領域1（対象と目的）98％，領域2（利害関係者の参加）94％，領域3（作成の厳密さ）97％，領域4（提示の明確さ）87％，領域5（適用可能性）85％，領域6（編集の独立性）92％，ガイドライン全体の質の評価は6～7点，ともに「このガイドラインを推奨する」との評価を得た。

2018年版、2024年版は日本耳鼻咽喉科学会頭頸部外科学会による承認審査を受審している（p.iii）。

14　更新の計画

本ガイドラインは5年程度を目途に更新を行う予定である。本ガイドラインの公開後は，新たな作成委員会の組織化に向けて調整を開始する。新しく発表されるエビデンスを系統的に把握してレビューを行い，ガイドライン更新に供する資料とするためのワーキンググループを設置する。ガイドラインの部分的更新が必要となった場合は，適宜，学会ホームページに掲載するなどの方法で公表する。

15　推奨および理由説明

本ガイドラインの利用対象者は耳鼻咽喉科医や小児科医など小児急性中耳炎の診療に携わるすべての医師であり，本ガイドラインは小児急性中耳炎の診療に携わるすべての医師が，それぞれの医療状況において小児急性中耳炎の診断・治療をめぐる臨床決断を行うあらゆる局面で参照して活用されることを想定して策定された。推奨と，その根拠となる文献の具体的な関係は，ガイドラインの各項目で記述した。本ガイドラインの示す推奨度は，経験のある医師の判断に代わるものではなく，あくまでも意思決定を支援するものであることを重ねて強調したい。

16 患者の希望

　個々の患者，臨床状況に対応する際に，ガイドラインの推奨を一律に適用することは，「現場の意思決定の支援」というガイドラインの趣旨に照らして本末転倒といわざるを得ない。現場での意思決定は，常にガイドラインをはじめとするエビデンスや推奨，医療者の経験・専門性，そして患者・保護者の希望，価値観を勘案して行われる必要がある。2024年版では推奨の決定基準として，エビデンスの質に加えて，患者の受ける益と害，患者の希望を積極的に考慮する方法を採用し，推奨根拠として明示した。

17 治療アルゴリズム

　重症度に応じて，一般的に推奨される治療アルゴリズムをpp.85〜87に提示した。さらに，軽症から重症例すべての考え方をまとめた「アルゴリズムのまとめ」をp.88に追加した。

18 実施における検討事項

　本ガイドラインでは，原則として薬物を商品名ではなく一般名で記述している。その理由は，一部の商品をガイドライン中で言及することは公平性を欠き，またエキスパートオピニオンの影響が強くなる懸念があること，さらにジェネリック医薬品が普及した今日，そのすべてを完全にカバーし，その情報を更新していくことは困難なこと，などである。そのため，本ガイドラインの推奨が円滑に現場に受け入れられるためには，採用薬品の状況など各施設の特性を考慮することが望まれる。

【参考文献】
1）小児急性中耳炎診療ガイドライン2006年版. Otol Jpn. 2006；16：Suppl 1.
2）小児急性中耳炎診療ガイドライン. 小児耳鼻. 2006；27：71-107.
3）日本医療機能評価機構・医療情報サービスMinds（https://minds.jcqhc.or.jp/）
4）日本耳科学会，日本小児耳鼻咽喉科学会，日本耳鼻咽喉科感染症研究会編. 小児急性中耳炎診療ガイドライン2006年版，東京，金原出版，2006.
5）日本耳科学会，日本小児耳鼻咽喉科学会，日本耳鼻咽喉科感染症研究会編. 小児急性中耳炎診療ガイドライン2009年版，東京，金原出版，2009.
6）日本耳科学会，日本小児耳鼻咽喉科学会，日本耳鼻咽喉科感染症・エアロゾル学会編. 小児急性中耳炎診療ガイドライン2013年版，東京，金原出版，2013.
7）日本耳科学会，日本小児耳鼻咽喉科学会，日本耳鼻咽喉科感染症・エアロゾル学会編. 小児急性中耳炎診療ガイドライン2018年版，東京，金原出版，2018.
8）Hayashi T, Kitamura K, Hashimoto S, Hotomi M, Kojima H, Kudo F, Maruyama Y, Sawada S,

Taiji H, Takahashi G, Takahashi H, Uno Y, Yano H. Clinical practice guidelines for diagnosis and management of acute otitis media in children-2018 update. Auris Nasus Larynx. 2020；47：493-526.

9）日本医学会 利益相反委員会．日本医学会COI管理ガイドライン2022．https://jams.med.or.jp/guideline/coi_guidelines_2022.pdf, 2022.

10）日本医学会 利益相反委員会．日本医学会 診療ガイドライン策定参加資格基準ガイダンス2023．https://jams.med.or.jp/guideline/clinical_guidance_2023.pdf, 2023.

11）日本耳鼻咽喉科頭頸部外科学会，日本耳鼻咽喉科頭頸部外科学会利益相反に関する指針，https://www.jibika.or.jp/uploads/files/about_coi_role（3）.pdf, 2023.

12） Teele DW, Klein JO, Rosner B, The Greater Boston Otitis Media Study Group. Epidemiology of otitis media during the first seven years of life in children in Greater Boston：a prospective cohort study. J Infect Dis. 1989；160：83-94.

13）Faden H, Duffy L, Boeve M. Otitis media：back to basics. Pediatr Infect Dis J. 1998；17：1105-13.

14）van Buchem FL, Peeters NIF, van't Hof MA. Acute otitis media：a new treatment strategy. BMJ. 1985；290：1033-7.

15）Damoiseaux R, van Balen FAM, Hoes A, Verheij T, deMelker R. Primary care based randomised, double blind trial of amoxicillin versus placebo for acute otitis media in children aged under 2 years. BMJ. 2000；320：350-4.

16）Rosenfeld RM, Bluestone CD eds. Evidence-Based Otitis Media, 2nd ed, B.C. Decker, 2003（a），pp199-226.

17）Rosenfeld RM, Kay D. Natural history of untreated otitis media. Evidence-Based Otitis Media（Rosenfeld RM, Bluestone CD eds），2nd ed, B.C.Decker, 2003（b），pp180-98.

18）Rosenfeld RM, Kay D. Natural history of untreated otitis media. Laryngoscope. 2003（c）；113：1645-57.

19）Spiro DM, Tay KY, Arnold DH, Dziura JD, Baker MD, Shapiro ED. Wait-and-see prescription for the treatment of acute otitis media：a randomized controlled trial. JAMA. 2006；296：1235-41.

20）Little P, Moore M, Warner G, Dunleavy J, Williamson I. Longer term outcomes from a randomised trial of prescribing strategies in otitis media. Br J Gen Pract. 2006；56：176-82.

21）Glasziou PP, Del Mar CB, Sanders SL, Hayem M. Antibiotics for acute otitis media in children. Cochrane Database Syst Rev. 2004；（1）：CD000219.

22）Le Saux N, Gaboury I, Baird M, Klassen TP, MacCormick J, Blanchard C, Pitters C, Sampson M, Moher D. A randomized, double-blind, placebo-controlled noninferiority trial of amoxicillin for clinically diagnosed acute otitis media in children 6 months to 5 years of age. CMAJ. 2005；172：335-41.

23）McCormick DP, Chonmaitree T, Pittman C, Saeed K, Friedman NR, Uchida T, Baldwin CD. Nonsevere acute otitis media：a clinical trial comparing outcomes of watchful waiting versus immediate antibiotic treatment. Pediatrics. 2005；115：1455-65.

24）Tähtinen PA, Laine MK, Huovinen P, Jalava J, Ruuskanen O, Ruohola A. A placebocontrolled trial of antimicrobial treatment for acute otitis media. N Engl J Med. 2011；364：116-26.

25）Hoberman A, Paradise JL, Rockette HE, et al. Treatment of acute otitis media in children under 2 years of age. N Engl J Med. 2011；364：105-15.

26）Venekamp RP, Sanders SL, Glasziou PP, Del Mar CB, Rovers MM. Antibiotics for acute otitis media in children. Cochrane Database Syst Rev 2015；（6）：CD000219.

27）Dagan R. Treatment of acute otitis media-challenges in the era of antibiotic resistance. Vaccine. 2000；19（Suppl 1）：S9-16.

28）Dagan R, Leibovitz E, Cheletz G, Leiberman A, Porat N. Antibiotic treatment in acute otitis media promotes superinfection with resistant Streptococcus pneumoniae carried before initiation of treatment. J Infect Dis. 2001；183：880-6.

29）Toltzis P, Dul M, O'Riordan MA, Toltzis H, Blumer JL. Impact of amoxicillin on pneumococcal colonization compared with other therapies for acute otitis media. Pediatr Infect Dis J. 2005；24：24-8.

30）鈴木賢二．小児耳鼻咽喉科領域主要感染症における薬剤耐性菌検出の現状．小児耳鼻．2000；21：26-31.

31）西村忠郎，鈴木賢二，小田　恂，小林俊光，夜陣紘治，山中　昇，生方公子，藤澤利行，馬場駿吉．第3回耳鼻咽喉科領域感染症臨床分離菌全国サーベイランス結果報告．日耳鼻感染誌．2004；22：12-23.

32）中山健夫．EBMを用いた診療ガイドライン：作成・活用ガイド．東京，金原出版，2004.

33）伊藤真人，古川　仭．小児急性中耳炎診療ガイドラインについての意識調査．小児耳鼻．2008；29：20-4.

34）林　達哉，安部裕介，上田征吾，大高隆輝，坂東伸幸，片田彰博，原渕保明．「小児急性中耳炎診療ガイドライン」の検討．Otol Jpn. 2007；17：118-23.

35）菅原一真，山下裕司．「小児急性中耳炎診療ガイドライン」の有効性．小児耳鼻．2008；28：206-10.

36）Forgie S, Zhanel G, Robinson J, Canadian Paediatric Society. Management of acute otitis media. Paediatr Child Health. 2009；14：457-64.

37）Marchisio P, Bellussi L, Di Mauro G, Doria M, Felisati G, Longhi R, Novelli A, Speciale A, Mansi N, Principi N. Acute otitis media：From diagnosis to prevention. Summary of the Italian guideline. Int J Pediatr Otorhinolaryngol. 2010；74：1209-16.

38）Lieberthal AS, Carroll AE, Chonmaitree T, Ganiats TG, Hoberman A, Jackson MA, Joffe MD, Miller DT, Rosenfeld RM, Sevilla XD, Schwartz RH, Thomas PA, Tunkel DE. The diagnosis and management of acute otitis media. Pediatrics. 2013；131：e964-99.

39）宇野芳史，工藤典代．小児急性中耳炎診療ガイドライン2013に基づいた中耳炎診療　改善・治癒の判定の検討と診療ガイドラインの検証．Otol Jpn. 2016；26：63-70.

40）福井次矢，山口直人監修．Minds診療ガイドライン作成の手引き2014．東京，医学書院，2014.

41）Hurwitz B. Legal and political considerations of clinical practice guidelines. BMJ. 1999；318：661-4.

42）医薬審第1334号「小児集団における医薬品の臨床試験に関するガイダンスについて」．厚生省医薬安全局審査管理課長通知．平成12年12月15日．2000.

43）Senturia BH, Paparella MM, Lowery HW, Klein JO, Arnold WJ, Lim DJ, Axelsson GA, Paradise J, Bluestone CD, Sade J, Howie VM, Woods Raymond, Hussl B, Wullstein HL, Ingelstedt S, Wullstein SR. Panel I—A Definition and Classification. Ann Otol Rhinol Laryngol. 1980；89（Suppl 68）：4-8.

44）American Academy of Pediatrics Subcommittee on Management of Acute Otitis Media 2004. Diagnosis and management of acute otitis media. Subcommittee on Management of Acute Otitis Media：Pediatrics. 2004；113：1451-65.

45）鈴木賢二，黒野祐一，池田勝久，保富宗城，矢野寿一：第6回耳鼻咽喉科領域感染症臨床分離菌全国サーベイランス結果報告．日本耳鼻咽喉科感染症・エアロゾル学会会誌．2020：8：193-211.

46）Suzuki K, Kurono Y, Ikeda K, Hotomi M, Yano H, Watanabe A, Matsumoto T, Takahashi Y, Hanak H：The seventh nationwide surveillance of six otorhinolaryngological infectious diseases and the antimicrobial susceptibility patterns of the isolated pathogens in Japan. J Infect Chemother. 2020（a）：26：890-9.

47）Suzuki K, Kurono Y, Ikeda K, Hotomi M, Yano H, Watanabe A, Matsumoto T, Takahashi Y, Hanaki H："Corrigendum to "The seventh nationwide surveillance of six otorhinolaryngological infectious diseases and the antimicrobial susceptibility patterns of the isolated pathogens in Japan" [J Inf Chem 26 (2020) 890-899]'. J Infect Chemother. 2020 (b) : 26 : 1338-43.

48) 鈴木賢二，黒野祐一，池田勝久，渡辺彰，花木秀明：第5回耳鼻咽喉科領域感染症臨床分離菌全国サーベイランス結果報告，耳鼻感染症・エアロゾル，2015：3：5-19.

49) Ubukata K, Morozumi M, Sakuma M, Takata M, Mokuno E, Tajima T, Iwata S ; AOM Surveillance Study Group：Etiology of Acute Otitis Media and Characterization of Pneumococcal Isolates After Introduction of 13-Valent Pneumococcal Conjugate Vaccine in Japanese Children. Pediatr Infect Dis J. 2018：37：598-604.

50) American Academy of Pediatrics Steering Committee on Quality Improvement and Management. Classifying recommendations for clinical practice guidelines. Pediatrics. 2004：114：874-7.

51) Minds診療ガイドライン作成マニュアル編集委員会. Minds診療ガイドライン作成マニュアル2020 ver. 3.0，東京，日本医療機能評価機構，2021.

52) Tunkel DE, Bauer CA, Sun GH, et al. Clinical practice guideline：tinnitus. Otolaryngol Head Neck Surg. 2014；151 (2 Suppl)：S1-S40.

53) Stachler RJ, Chandrasekhar SS, Archer SM, et al. Clinical practice guideline：sudden hearing loss. Otolaryngol Head Neck Surg. 2012；146 (3 Suppl)：S1-35.

54) Seidman MD, Gurgel RK, Lin SY, et al. Clinical practice guideline：Allergic rhinitis. Otolaryngol Head Neck Surg. 2015；152 (1 Suppl)：S1-43.

55) Whiting P, Rutjes AW, Reitsma JB, Bossuyt PM, Kleijnen J. The development of QUADAS：a tool for the quality assessment of studies of diagnostic accuracy included in systematic reviews. BMC Med Res Methodol. 2003；3：25.

56) Shiffman RN, Shekelle P, Overhage JM, Slutsky J, Grimshaw J, Deshpande AM. Standardized reporting of clinical practice guidelines：a proposal from the Conference on Guideline Standardization. Ann Intern Med. 2003；139：493-8.

57) Appraisal of Guidelines, Research, and Evaluation in Europe (AGREE) Collaborative Group. Guideline development in Europe. An international comparison. Int J Technol Assess Health Care. 2000；16：1039-49.

58) AGREE Next Steps Consortium. Appraisal of guidelines for research & evaluation II (AGREE II), 2009, https://www.agreetrust.org/agree-ii/

59) 日本医療機能評価機構EBM医療情報部．AGREE II 日本語訳．2022，https://minds.jcqhc.or.jp/docs/StaticPage/evaluation_tool/1.AGREEII2017_Japanese_202209.pdf

第 2 章

Clinical Questions
(CQ)

1　診断・検査法

CQ 1-1　急性中耳炎はどのような状態のときに診断されるか

	急性中耳炎は，以下に挙げられるような鼓膜所見が認められるときに診断され，鼓膜の詳細な観察と評価を強く推奨する（図4に代表的な鼓膜所見，鼓膜写真提供：上出洋介）。
推　奨	・鼓膜の発赤，膨隆，耳漏（すべての所見が揃わないこともある），急性中耳炎に付随する鼓膜所見として光錐減弱，肥厚，水疱形成，混濁，穿孔を認めることがある。 ・鼓膜切開孔を通して観察される中耳粘膜浮腫は中耳粘膜の強い炎症を示唆する所見であるが，すべての症例で観察可能ではないため，参考所見に留める。 ・手術用顕微鏡，内視鏡による鼓膜観察が望ましいが，気密式拡大耳鏡も使用しうる。

推奨の強さ：強い推奨　　エビデンスの質：B

○背　景○

　　急性中耳炎の病変は中耳粘膜の急性炎症であり，炎症に伴う中耳貯留液や炎症変化を伴った鼓膜の視診は，急性中耳炎の診断を確実にするために必須となる。

○益と害の評価○

・患者が受ける利益：正しい診断により不必要な治療介入を防ぐことができる。必要な治療介入により治療失敗を減少させることができる。

・患者が受ける害・不利益：詳細な鼓膜観察を行うには，耳垢除去・身体拘束など患者の苦痛を伴う可能性がある。

・益と害のバランス：詳細な鼓膜の観察を欠いた症状のみによる診断は，不要な抗菌薬投与を招き，個々の患者にとって不利益となるばかりでなく，耐性菌の増加という社会的不利益にもつながるため，急性中耳炎を診断する上で鼓膜の詳細な観察と評価は不可欠であり，その益は害よりはるかに大きい。

・患者の希望：関与しない。

・例外規定：なし。

○解　説○

　急性中耳炎と診断される鼓膜所見に関しては，発赤，混濁，膨隆，肥厚，水疱，穿孔，光錐の変化といったさまざまな記述がみられ，現在まで報告された論文に共通して用いられる基準はない。これらの所見の中で，鼓膜の膨隆は高頻度に認められ，滲出性中耳炎との鑑別に最も有用な所見である (Shaikh et al. 2012[1])。したがって，鼓膜の色と可動性の所見を合わせて，膨隆が最も強く急性中耳炎を疑わせる所見である (Karma et al. 1989[2]，Pelton 1998[3]，Pichichero 2000[4]，Shaikh et al. 2012[1])。鼓膜の混濁は瘢痕によるもの以外では鼓膜の浮腫を示す場合が多い。炎症による鼓膜の発赤も高頻度に観察されるが，啼泣や高熱により誘発された発赤，ウイルス性中耳炎と鑑別する必要がある (Weiss et al. 1996[5])。また，1歳未満の乳児における急性中耳炎では膨隆が認められるにもかかわらず，発赤がほとんどみられない場合もある。中耳の炎症による症状が急性に発症し，鼓膜の発赤，膨隆あるいは耳漏，中耳貯留液などの他覚的所見がみられた場合に急性中耳炎と診断される (Lee et al. 2012[6])。米国小児科学会が改訂した急性中耳炎診療ガイドラインでは，診断に下記の3点が推奨されている (Lieberthal et al. 2013[7])。

(1) 中等度～高度の鼓膜の膨隆，あるいは急性外耳炎に起因しない耳漏の出現がみられる。

(2) 鼓膜の軽度膨隆と急性 (48時間以内) に発症した耳痛 (発語前の児では耳を押さえる，ひっぱる，またはこすりつける) がある，あるいは鼓膜の強い発赤がある。

(3) 中耳貯留液がみられない (気密式耳鏡検査やティンパノメトリーで確認) 場合には急性中耳炎と診断すべきではない。

　耳鏡検査で，急性中耳炎に関連する中耳貯留液や炎症を示す所見がみられた場合には，診断はほぼ確定である (Rosenfeld et al. 2001[8])。気密式耳鏡検査で鼓膜の動きが減少もしくは消失していれば，中耳貯留液があるという強い証拠となる。ただし，米国のガイドラインでは抗菌薬治療が必要で有効な急性中耳炎，すなわち細菌性の急性中耳炎で，かつある程度重症な症例を鑑別するための診断基準になっている点に注意が必要である。鼓膜を適切に観察するには，外耳道の耳垢を除去し，的確に観察光を照らすことが必要である。

　急性中耳炎が多発する0～2歳の小児の外耳道は極めて狭く，正確な鼓膜所見の観察には，十分な明るさの拡大耳鏡が有用である。手術用顕微鏡の使用は，拡大耳鏡による急性中耳炎の診断の精度を向上するとはいえないと報告されているが (Hemlin et al. 1998[9])，鼓膜の詳細な観察，経時的に保存可能な記録には，手術用顕微鏡，内視鏡 (特にCCDカメラを装着した) による鼓膜観察が望ましい。気密式耳鏡，ビデオ内視鏡，ティンパノメトリー，acoustic reflectometry による中耳貯

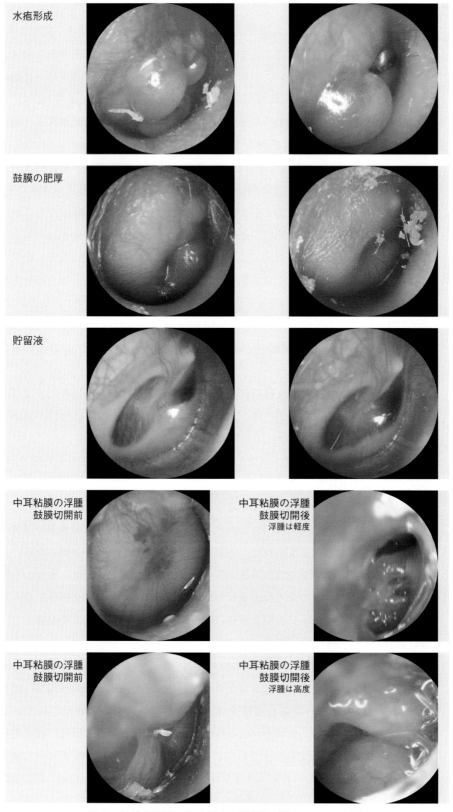

図4　急性中耳炎の代表的な鼓膜所見（巻末カラー参照）

留液同定の前向き観察研究では，ビデオ内視鏡が最も正確に中耳貯留液の存在を推定したと報告されている（Guo et al. 2002[10]）。光学機器の発達している本邦においては，手術用顕微鏡ならびにCCDカメラと硬性鼓膜鏡，電子内視鏡等の光学機器を用いた鼓膜観察が推奨される。一方，耳鼻咽喉科以外の医師はこれらの機器を持たない可能性が高い。この場合は気密式拡大耳鏡の使用が強く推奨される。

【参考文献】

1）Shaikh N, Hoberman A, Rockette HE, Kurs-Lasky M. Development of an algorithm for the diagnosis of otitis media. Acad Pediatr. 2012；12：214-8.

2）Karma PH, Penttila MA, Sipila MM, Kataja MJ. Otoscopic diagnosis of middle ear effusion in acute and non-acute otitis media. I. The value of different otoscopic findings. Int J Pediatr Otorhinolaryngol. 1989；17：37-49.

3）Pelton SI. Otoscopy for the diagnosis of otitis media. Pediatr Infect Dis J. 1998；17：540-3.

4）Pichichero ME. Acute otitis media：Part I. Improving diagnostic accuracy. Am Fam Physician. 2000；61：2051-6.

5）Weiss JC, Yates GR, Quinn LD. Acute otitis media：making an accurate diagnosis. Am Fam Physician. 1996；53：1200-6.

6）Lee HJ, Park SK, Choi KY, Park SE, Chun YM, Kim KS, Park SN, Cho YS, Kim YJ, Kim HJ, Korean Otologic Society. Korean clinical practice guidelines：otitis media in children. J Korean Med Sci. 2012；27：835-48.

7）Lieberthal AS, Carroll AE, Chonmaitree T, Ganiats TG, Hoberman A, Jackson MA, Joffe MD, Miller DT, Rosenfeld RM, Sevilla XD, Schwartz RH, Thomas PA, Tunkel DE. The diagnosis and management of acute otitis media. Pediatrics. 2013；131：e964-99.

8）Rosenfeld RM, Casselbrant ML, Hannley MT. Implications of the AHRQ evidence report on acute otitis media. Otolaryngol Head Neck Surg. 2001；125：440-8.

9）Hemlin C, Hassler E, Hultcrantz M, Papatziamos G, Krakau I. Aspects of diagnosis of acute otitis media. Fam Practice. 1998；15：133-7.

10）Guo YC, Shiao AS. Diagnostic methods for otitis media with effusion in children. Zhonghua Yi Xue Za Zhi（Taipei）. 2002；65：372-7.

CQ 1-2 ▶ 急性中耳炎の診断に問診は必要か

推　奨	急性中耳炎の診断には，問診にて急性発症を確認する必要がある。さらに患者の生活背景，既往を把握することは，急性中耳炎の原因菌の耐性化の程度，難治性か否かを予測するうえで有用であり，十分な問診を推奨する。

推奨の強さ：推奨　　エビデンスの質：C

○背　景○

　　本ガイドラインで扱う急性中耳炎は，急性に発症した中耳の感染症と定義される（p.9「第1章8」参照）。急性発症であることを示唆する問診項目は診断に必要であり，さまざまなリスクファクターの把握も問診により可能となる。急性中耳炎の診断には十分な問診を推奨する（表13）。

○益と害の評価○

・患者が受ける利益：不確実な診断による不必要な治療介入を防ぎ，訴えに即した治療を受けることができる。原因菌の耐性化のリスク，疾患難治化のリスクの予測に有用であり，より適切な治療介入を受けることができる。

・患者が受ける害・不利益：症状を訴えることのできない乳児の不機嫌や啼泣が耳症状によらない場合，正しい評価につながらない可能性がある。

・益と害のバランス：症状と所見を組み合わせることにより，正確な急性中耳炎の診断による正しい治療介入の判断に近づくのは明らかであり，すべての患者にとって益は害より大きい。

・患者の希望：関与しない。

・例外規定：なし。

○解　説○

　　急性中耳炎の定義である急性発症は，問診により確認する項目である。

　　耳痛は急性中耳炎の発症に伴って訴える代表的な症状であるが，年長児しか訴えることができない。発語前の年少児では耳を押さえる，こする，ひっぱるなどの動作や，啼泣などから耳痛の存在を推測するが，いずれも急性中耳炎に特異的な症状ではない。急性中耳炎の診断を問診（病歴，症状）のみから行うと，耳痛（非特異的な症状）を伴う滲出性中耳炎を誤って急性中耳炎と診断し，不要な抗菌薬の投与につながる危険性が指摘されている（Laine et al. 2010[1]，Shaikh et al. 2012[2]）。一方，

耳痛と発熱のどちらか，あるいはそれらを組み合わせると，治療を要する急性中耳炎の診断確率が上昇する (Rovers et al. 2006[3])。

　集団保育を受けている患児は，薬剤耐性菌が原因菌である可能性が高い (伊藤ら 1999[4])。また，患児が集団保育を受けていなくても，家庭内に集団保育を受けている児がいると，薬剤耐性菌による感染が生じる可能性も高い。本邦ならびに欧米ともに，年少児は重症化する傾向が高い (Hotomi et al. 2004[5]，Rovers et al. 2004[6])。反復する急性中耳炎の既往は，薬剤耐性菌の保有，免疫機能の問題が推定される。以上は，詳細な問診から得られる情報であり，急性中耳炎の重症度，患児の免疫上の問題の有無を推測する上で有用である。

【参考文献】

1) Laine MK, Tähtinen PA, Ruuskanen O, Huovinen P, Ruohola A. Symptoms or symptom-based scores cannot predict acute otitis media at otitis-prone age. Pediatrics. 2010 ; 125 : e1154-61.
2) Shaikh N, Hoberman A, Rockette HE, Kurs-Lasky M. Development of an algorithm for the diagnosis of otitis media. Acad Pediatr. 2012 ; 12 : 214-8.
3) Rovers MM, Glasziou P, Appelman CL, Burke P, McCormick DP, Damoiseaux RA, Gaboury I, Little P, Hoes AW. Antibiotics for acute otitis media : a meta-analysis with individual patient data. Lancet. 2006 ; 368 : 1429-35.
4) 伊藤真人，白井明子，巽亜希子，吉崎智一，西村俊郎，古川　仭．保育園児の鼻咽腔ペニシリン耐性肺炎球菌．耳鼻臨床．1999 ; 92 : 1071-9.
5) Hotomi M, Yamanaka N, Shimada J, Ikeda Y, Faden H. Factors associated with clinical outcome in acute otitis media. Ann Otol Rhinol Laryngol. 2004 ; 113 : 846-52.
6) Rovers MM, Schilder AGM, Zielhuis GA, Rosenfeld RM. Otitis Media. Lancet. 2004 ; 363 : 465-73.

表13　急性中耳炎診療ガイドライン問診票

該当の箇所に○，あるいは年齢・疾患名などを記入する

家族歴：
　慢性中耳炎　　　（あり－父方祖父，父方祖母，母方祖父，母方祖母，父，母，兄，姉，弟，妹，他，なし，不明）
　慢性鼻副鼻腔炎　（あり－父方祖父，父方祖母，母方祖父，母方祖母，父，母，兄，姉，弟，妹，他，なし，不明）
　アレルギー性鼻炎（あり－父方祖父，父方祖母，母方祖父，母方祖母，父，母，兄，姉，弟，妹，他，なし，不明）
　気管支喘息　　　（あり－父方祖父，父方祖母，母方祖父，母方祖母，父，母，兄，姉，弟，妹，他，なし，不明）
　アトピー性皮膚炎（あり－父方祖父，父方祖母，母方祖父，母方祖母，父，母，兄，姉，弟，妹，他，なし，不明）
　その他の疾患　　（あり－父方祖父，父方祖母，母方祖父，母方祖母，父，母，兄，姉，弟，妹，他
　　　　　　　　　　疾患名＿＿＿＿＿＿＿＿＿＿＿＿＿＿＿＿＿＿＿＿＿＿＿＿＿，なし，不明）

既往歴：
　急性中耳炎　　　（あり－初回＿＿＿歳＿＿＿カ月，今までに＿＿＿回，なし，不明）
　気管支肺炎　　　（あり－初回＿＿＿歳＿＿＿カ月，今までに＿＿＿回，なし，不明）
　滲出性中耳炎　　（あり－初回＿＿＿歳＿＿＿カ月，今までに＿＿＿回，なし，不明）
　鼻副鼻腔炎　　　（あり－初回＿＿＿歳＿＿＿カ月，今までに＿＿＿回，なし，不明）
　アレルギー疾患；気管支喘息　　　（あり－初発＿＿＿歳＿＿＿カ月，なし，不明）
　　　　　　　　　　アトピー性皮膚炎（あり－初発＿＿＿歳＿＿＿カ月，なし，不明）
　　　　　　　　　　アレルギー性鼻炎（あり－初発＿＿＿歳＿＿＿カ月，なし，不明）
　　　　　　　　　　食物アレルギー　（あり－食品名＿＿＿＿＿＿＿＿，なし，不明）
　薬剤アレルギー　（あり－薬剤名＿＿＿＿＿＿＿＿＿＿＿，なし，不明）
　先天性疾患　　　（あり－疾患名＿＿＿＿＿＿＿＿＿＿＿，なし，不明）
　その他の疾患　　（あり－疾患名＿＿＿歳＿＿＿カ月，なし，不明）
　入院歴　　　　　（あり－疾患名＿＿＿歳＿＿＿カ月，なし，不明）
　よく熱を出す・熱を出しやすい（あり，なし，不明）

生育・生活歴：
　出生について　　出生時体重＿＿＿g，＿＿＿週で出生（満期産（37～42週）予定日より＿＿＿日（週）早い，遅い）
　新生児から乳児期の栄養　　ミルクが主，母乳が主，ミルクと母乳が混合
　保育所などの集団保育参加　（あり＿＿＿歳＿＿＿カ月から＿＿＿歳＿＿＿カ月まで，なし，不明）
　兄弟姉妹の有無（兄2名なら2名分を記載）　（あり－兄＿＿＿歳，姉＿＿＿歳，妹＿＿＿歳，弟＿＿＿歳，なし）
　兄弟姉妹の集団保育参加　（あり－兄＿＿＿人，姉＿＿＿人，妹＿＿＿人，弟＿＿＿人，なし）
　同居家族　　　　（父，母，兄，姉，弟，妹，父方祖父，父方祖母，母方祖父，母方祖母，その他＿＿＿＿＿）
　家族の喫煙　　　（あり，なし）

ワクチン接種歴：
　肺炎球菌ワクチン7価（＿＿＿回，最終接種日：＿＿＿＿＿＿），13価（＿＿＿回，最終接種日：＿＿＿＿＿＿）

症　状：
① 耳症状
　耳が痛い・耳を痛がる（あり，なし，不明）　　　　乳幼児の場合；耳をよく触る（あり，なし，不明）
　年長児以上の場合；耳閉感（あり，なし，不明）　　きこえが悪い（あり，なし，不明）
　音がひびく　　　　（あり，なし，不明）　　　　　拍動性耳鳴（あり，なし，不明）
　耳漏の有無　　　　（あり，なし，不明）　　　　　ふらつき（あり，なし，不明）
② 全身状態
　かぜ症状（上気道炎症状）（あり，なし，不明）　　発熱（あり－＿＿＿日に＿＿＿℃，なし，不明）
　咳　　　　　　　　（あり，なし，不明）　　　　　鼻汁・鼻閉（あり，なし，不明）
　嘔吐・吐き気　　　（あり，なし，不明）　　　　　下痢（あり，なし，不明）
　機嫌が悪い・だるい・元気がない・泣く（あり，なし，不明）

CQ 1-3　急性中耳炎の診断にティンパノメトリーは有用か

推　奨	鼓膜の詳細な観察によって中耳貯留液の有無が確認困難な例で，中耳貯留液の有無を推測する客観的な指標として有用であり，使用を推奨する。

推奨の強さ：推奨　　エビデンスの質：B

○背　景○

　ティンパノメトリーは，鼓室内の貯留液の存在を推測する機器として信頼性が高い。欧米で推奨されているacoustic reflectometryは中耳貯留液の有無を捉えるために有用とされるが (Laine et al. 2012[1])，本邦では1994年以降販売されていないため，普遍的検査機器としては推奨されない。

○益と害の評価○

・患者が受ける利益：中耳貯留液の有無を高い信頼性で評価できる。特に鼓膜の混濁等により中耳貯留液の有無の判断が難しい症例では，不確実な診断による不必要な治療を防ぐことができる。

・患者が受ける害・不利益：中耳貯留液の存在のみで急性中耳炎とは診断できない。気密式耳鏡に比べ医療費が高い。

・益と害のバランス：詳細な鼓膜の観察と組み合わせることにより，正確な急性中耳炎の診断による正しい治療介入の判断が可能となり，益は害より大きい。

・患者の希望：関与しない。

・例外規定：耳漏を有する患者には実施しない。

○解　説○

　気密式耳鏡検査やティンパノグラムで中耳貯留液がみられない場合は，急性中耳炎と診断すべきではない (Liberthal et al. 2013[2], Hobermann et al. 2011[3])。

　ティンパノメトリーは，密閉した外耳道内の気圧を連続的に変化させることにより，鼓膜，中耳系の動きに伴って変化する鼓膜，中耳系のコンプライアンスの変化を測定する。C型ならびにB型により，中耳腔の陰圧と中耳貯留液の存在を他覚的かつ客観的に推測できる (Saeed et. al. 2004[4], Sakaguchi et al. 1994[5])。中耳貯留液の存在は気密式耳鏡を用いて確認することもできるが，ティンパノメトリーの方が高い診断率を示す (Abbott et al. 2014[6])。

　　しかし，ティンパノメトリーでは中耳貯留液の存在は確認できるが，急性中耳炎と滲出性中耳炎との鑑別はできず（Rosenkranz et al. 2012[7]），鑑別には詳細な鼓膜所見の観察が不可欠である。また急性中耳炎は，滲出性中耳炎より罹患者が低年齢であり，痛みを伴った場合や，耳垢塞栓，外耳道の密閉不全，検査の協力を得がたいなどの理由で，ティンパノメトリー検査を実施しにくい点を考慮する必要がある。さらに，ティンパノメトリーを用いて中耳貯留液の推定を行っても，抗菌薬投与の比率は変化しなかったという報告もあり（Spiro et al. 2004[8]），その信頼性は限定的とする臨床医の意見も認められる。

　　一方，Tähtinenらは，鼓膜所見を重視して診断した生後6〜36カ月の急性中耳炎患者を対象にしたランダム化比較試験（RCT）の結果，ティンパノメトリーのA型またはC型が，抗菌薬投与不要の客観的な指標として有用であることを示した（Tähtinen et al. 2017[9]）。

　　本邦で最も普及するプローブ音226Hzを用いたティンパノメトリーは，6カ月未満の児では結果の信頼性が乏しいことに注意が必要である（Alaarts et al. 2007[10]）。一方，ワイドバンドティンパノメトリーは226Hz〜8,000Hzの連続周波数の検査音を用いるため，この限界に縛られることがなく，特に低年齢小児の診断補助としての役割が期待される（Sundgaard et al. 2022[11]）。

【参考文献】

1) Laine MK, Tähtinen PA, Helenius KK, Luoto R, Ruohola A. Acoustic reflectometry in discrimination of otoscopic diagnoses in young ambulatory children. Pediatr Infect Dis J. 2012；31：1007-11.

2) Lieberthal AS, Carroll AE, Chonmaitree T, Ganiats TG, Hoberman A, Jackson MA, Joffe MD, Miller DT, Rosenfeld RM, Sevilla XD, Schwartz RH, Thomas PA, Tunkel DE. The diagnosis and management of acute otitis media. Pediatrics. 2013；131：e964-99.

3) Hoberman A, Paradise JL, Rockette HE, Shaikh N, Wald ER, Kearney DH, Colborn DK, Kurs-Lasky M, Bhatnagar S, Haralam MA, Zoffel LM, Jenkins C, Pope MA, Balentine TL, Barbadora KA. Treatment of acute otitis media in children under 2 years of age. N Engl J Med. 2011；364：105-15.

4) Saeed K, Coglianese CL, McCormick DP, Chonmaitree T. Otoscopic and tympanometric findings in acute otitis media yielding dry tap at tympanocentesis. Pediatr Infect Dis J. 2004；23：1030-4.

5) Sakaguchi M, Taguchi K, Ishiyama T, Netsu K, Katsuno S. Tympanometric changes following acute otitis media in Japanese children. Eur Arch Otorhinolaryngol. 1994；251：113-6.

6) Abbott P, Rosenkranz S, Hu W, Gunasekera H, Reath J. The effect and acceptability of tympanometry and pneumatic otoscopy in general practitioner diagnosis and management of childhood ear disease. BMC Fam Pract. 2014；15：181.

7) Rosenkranz S, Abbott P, Reath J, Gunasekera H, Hu W. Promoting diagnostic accuracy in general practitioner management of otitis media in children：findings from a multimodal, interactive workshop on tympanometry and pneumatic otoscopy. Qual Prim Care. 2012；20：275-85.

8) Spiro DM, King WD, Arnold DH, Johnston C, Baldwin S. A randomized clinical trial to assess the effects of tympanometry on the diagnosis and treatment of acute otitis media. Pediatrics. 2004；114：177-81.

9) Tähtinen PA, Laine MK, Ruohola A. Prognostic factors for treatment failure in acute otitis media. Pediatrics. 2017；140：e20170072.

10) Alaarts J, Luts H, Wouters J. Evaluation of middle ear function in young children. Clinical guideline for the use on 226- and 1000 Hz tympanometry. Otol Neurotol. 2007；28：727-32.

11) Sundgaard JV, Varendh M, Nordstrom F, Kamide Y, Tanaka C, Harte J, et al. Inter-rater reliability of the diagnosis of otitis media based on otoscopic images and wideband tympanometry measurements. Int J Pediatr Otorhinolaryngol. 2022；153：111034.

CQ 1-4 急性中耳炎の重症度はどのようにして判定されるか

推　奨	急性中耳炎は，鼓膜所見と臨床症状から軽症，中等症，重症に分類される。 　鼓膜所見：発赤，膨隆，耳漏 　臨床症状：耳痛，発熱，啼泣・不機嫌

推奨の強さ：推奨　　エビデンスの質：C

◆重症度分類に用いる症状・所見とスコア（本ガイドライン作成委員会の提案）

＊24カ月齢未満は3点を加算する
耳痛は0，1，2点の3段階分類
発熱は0，1，2点の3段階分類
啼泣・不機嫌は0，1点の2段階分類
鼓膜の発赤は，0，2，4点の3段階分類
鼓膜の膨隆は0，4，8点の3段階分類
耳漏は0，4，8点の3段階分類

　耳痛：0（なし），1（痛みあり），2（持続性の高度疼痛）

　発熱（腋窩）：0（37.5℃未満），1（37.5℃から38.5℃未満），2（38.5℃以上）

　啼泣・不機嫌：0（なし），1（あり）

　鼓膜発赤：0（なし），2（ツチ骨柄あるいは鼓膜の一部の発赤），4（鼓膜全体の発赤）

　鼓膜の膨隆：0（なし），4（部分的な膨隆），8（鼓膜全体の膨隆）（図5に代表例，
　　　　鼓膜写真提供：上出洋介）

　耳漏：0（なし），4（外耳道に膿汁あるが鼓膜観察可能），8（鼓膜が膿汁のため観
　　　　察できない）

◆重症度のスコアによる分類

軽　症	5点以下
中等症	6から11点まで
重　症	12点以上

　上記の重症度を診療時に判定するスコアシートの例を**表14**に示す。

○背　景○

　急性中耳炎は，正確な診断と重症度に応じた治療が求められる。鼓膜所見と低年齢が重症度とよく相関し，全身症状が軽快していても，鼓膜所見は改善していないことが多く（Hotomi et al. 2004[1]，2005[2]），鼓膜所見を正確に判定して，重症度を把握することが適切な治療法の選択につながる（Friedman et al. 2006[3]）。しかし，

中等度（鼓膜の膨隆が部分的）

高度（鼓膜全体が膨隆）

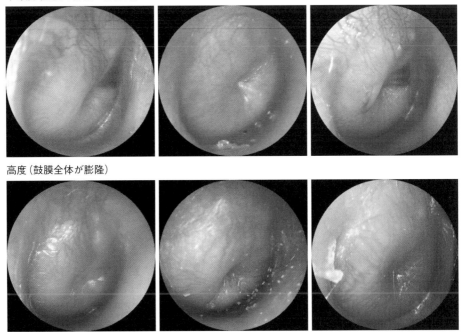

図5　鼓膜所見（膨隆）の重症度分類（巻末カラー参照）

　鼓膜所見のうち発赤のみでは急性中耳炎の診断にならないという報告（Sibbald 2012[4]，McConnochie 2012[5]）もあり，鼓膜の発赤に鼓膜の膨隆・緊満，ランドマークの欠如，色調の変化，可動性の減少など急性に発症する鼓膜の所見が急性中耳炎の診断には重要である（Scottish Intercollegiate Guideline Network 2000[6]，Sibbald 2012[4]）。

　米国のガイドラインは2013年版から鼓膜所見を重視する方針を打ち出した。すなわち診断は，①中等度から高度の鼓膜の膨隆，あるいは急性外耳炎に由来しない耳漏の出現，②軽度の鼓膜の膨隆と48時間以内に発症した耳痛，あるいは急性に発症した耳痛と鼓膜の強い発赤，によってなされる。一方，重症度の判定は耳痛の強さと持続時間，39℃以上の発熱の有無をもって行い，年齢，両側罹患か否か，重症度の組み合わせにより，抗菌薬投与の可否を決定する方法を採用した（Lieberthal et al. 2013[7]）。

　一方，本ガイドラインでは鼓膜の正確な所見と症状，年齢に基づき重症度を判定し，鼓膜切開術等の外科的処置を含む適切な治療を選択するという観点から，鼓膜所見に重きを置いた重症度分類を初版から一貫して推奨している。本ガイドラインと米国ガイドラインが採用した構造は大きく異なるが，年齢と臨床症状，詳細な鼓膜所見に基づいて急性中耳炎を診断し，抗菌薬の適応を決定するという目的は共有

表14　急性中耳炎診療スコアシート（2024年版）（巻末カラー参照）

患者ID：	
氏　名：	
年　齢：　　　　歳　　　　カ月	
受診日：　　年　　月　　日　　体　重：　　　　体　温：	
性　別：　　男　　女　　　　その他：	

<点数表>

年齢（24カ月齢未満）		3	
耳痛	0	1（痛みあり）	2（持続性高度）
発熱	0（体温＜37.5℃）	1（37.5℃≦体温＜38.5℃）	2（38.5℃≦体温）
啼泣・不機嫌	0	1	
鼓膜発赤	0	2（ツチ骨柄，鼓膜一部）	4（鼓膜全体）
鼓膜膨隆	0	4（部分的な膨隆）	8（鼓膜全体の膨隆）
耳漏	0	4（鼓膜観察可）	8（鼓膜観察不可）

※鼓膜膨隆と耳漏のスコアは加算可とする。

合計点数

＿＿＿＿＿＿点

<評　価>
軽　症：5点以下　中等症：6〜11点　重　症：12点以上

しているといえる。

○益と害の評価○

・患者が受ける利益：重症度に応じた治療の必要性の評価，および適切な治療選択を受けることが容易となる。

・患者が受ける害・不利益：軽症例と診断を受けた場合，結果的に抗菌薬治療の開始が遅れる場合がある。発熱を伴うウイルス性上気道感染症で，中耳炎によらない非特異的な耳痛を訴えた場合，中耳炎として本来不要な抗菌薬治療の対象となる可能性がある。

・益と害のバランス：症状と所見を組み合わせることにより，より正確な急性中耳炎の診断が可能となり，不要な抗菌薬治療を受ける機会が減少し，正しい治療介入を受ける機会が増大する。すべての患者にとって益は害を上回る。

・患者の希望：関与しない。

・例外規定：なし。

○解　説○

　本ガイドラインは，鼓膜所見と臨床症状の重症度をスコアにて評価し，スコアの総計により重症度を評価した。2006年にFriedmanらが，保護者がみた全体的評価と鼓膜所見の評価のスコア加算で急性中耳炎の重症度を評価し，治療の選択に重要であると報告した（Friedman et al. 2006[3]）。Caseyらも，診断と治療効果判定のために急性中耳炎の重症度をスコア化して検討しており，ここでは症状（耳痛，不機嫌など），鼓膜所見，および身体所見（発熱の有無・程度）を基準にしている（Casey et al. 2011[8]）。急性中耳炎の重症度を判定するために，2006年版では鼓膜所見として発赤，膨隆，耳漏の3項目を選択した。

　一方，急性中耳炎の治癒判断を行う上で，鼓膜の混濁あるいは光錐減弱が重要な指標となることが報告されている（Hotomi et al. 2004[1]，2005[2]）。そのため，2009年版において鼓膜所見で取り上げる項目を，新たにデルファイ法（p.18「第1章11」参照）に準じて検討し，発赤，膨隆，耳漏に加えて，光錐減弱（鼓膜混濁）の項目を採用した。これらの項目の重みづけをデルファイ法にて検討したが，2006年版の重みづけが有用であったことを鑑み，他の鼓膜所見のスコアに準じ，新たに加わる項目の光錐減弱のスコアを0：正常，4：減弱とした。さらに，ガイドライン作成委員の診療所にて2005年9月～2007年11月に診療した急性中耳炎721例を対象に，光錐減弱の項目を加えた際の重症度分類スコアの変化を解析した。その結果，多くの症例で，2006年版の軽症，中等症，重症のスコアに4点加算して適用した重症度分類が適応されると判明した。その後，2013年版に至る4年間に光錐の追跡評価を行ってきたが，患児の外耳道の狭さ，屈曲度，光源の強度，鼓膜観察機器の違い，判定医の経験と主観によって光錐評価に曖昧さが加わり，重症度判定に十分に寄与していないとの判断がガイドライン作成委員会から下された。

　多施設臨床研究では，光錐項目は治療による変化が最も少なく，投与終了時に治療効果が有効と判定された症例においても，治療開始3±1日後での変化が認められていない。したがって，治療アルゴリズムと連携する重症度スコア項目としては適していない可能性が指摘された（山中ら2012[9]）。

　以上より，2013年度版では重症度分類に用いる症状・所見とスコアの中から光錐項目を削除し，2006年版と同一項目とした。

　2006年版では，鼓膜所見の膨隆と耳漏のスコアは，耳漏が生じると膨隆は消失するという観点から，同一症例では加算しないとした。しかし，同一症例でも膨隆と耳漏の両者が生じる症例が少なくなく，2006年版を使用した利用者の多くが，両者のスコアを加算して2006年版のガイドラインを用いた。そのため，2009年版では，耳漏と膨隆のスコアを加算することにした。両者のスコアを加算した際に，重症度分類がどの程度変化するかを，ガイドライン作成委員の診療所にて2005年9月〜2007年8月に治療した急性中耳炎1,196例を対象にして検証した。その結果，加算後に軽症から中等症へ変化した症例はなく，中等症から重症へ変化したのは47例となり，両者のスコアを加算しても重症度の判定に大きな影響は与えないと判明した。また，他のガイドライン作成委員の診療所にて，2005年9月〜2007年11月に診療した急性中耳炎721例を対象にして，加算の有無で重症度の変化を解析すると，加算により中等症から重症へ変化したのが9名，軽症から中等症へ変化した症例はなかった。以上の検証から，両者のスコアを加算しても，2006年版による重症度判定とは大きくは異ならないと判断した。

　本邦のガイドラインの鼓膜所見の項目には含まれていないが，鼓膜の可動性の減少を診断基準に含めているガイドライン（Scottish Intercollegiate Guideline Network 2000[6]）もある。しかし，鼓膜の可動域の減少は中耳腔の貯留液の量に関係するものであり，急性中耳炎症例に限らず滲出性中耳炎症例においても認められ，急性中耳炎症例に特異的なものではないため，本邦の急性中耳炎のガイドラインにおいては鼓膜所見の項目に含めていない。

　急性中耳炎の重症度を判定するために有用と考えられる臨床症状は，2006年版でデルファイ法により選択した耳痛，発熱，啼泣・不機嫌の3項目を，2009年版でも同じ重みづけのスコアで選択した。しかし，臨床症状の各項目は小児の行動や反応を指標とするため，判定に困難が伴う場合もある（McConnochie 2012[5]）。また発熱，耳痛，不機嫌のみでは急性中耳炎と診断できないが，強い耳痛，不機嫌が24時間持続する場合には，重症の急性中耳炎であると診断できるとするガイドラインもある（Lee et al. 2012[10]）。

　Kaleidaらは発熱を，39.0℃（口腔温），39.5℃（直腸温）を基準に軽症と重度に分類している（Kaleida et al. 1991[11]）。一方，本邦では腋窩温を測定する場合が多く，本ガイドライン作成委員会ではデルファイ法による検討で，37.0℃未満，37.0〜38.0℃未満，38℃以上の3段階分類としたが，2006年版の評価を鑑み，2009年版では，37.5℃未満，37.5〜38.5℃未満，38.5℃以上の3段階分類とした。また，発熱のスコアは受診時の腋窩温で判定することとした。発熱については重症度に寄与していない可能性が示唆されたが，急性中耳炎を含めた小児急性熱性疾患の診断上，基本的な症状・症候であるため，2013年の改訂では項目に残した。Caseyらの急性中

耳炎をスコア化して検討した報告でも，身体所見として発熱の有無・程度を基準にしている（Casey et al. 2011[8]）。しかし，急性中耳炎のうち発熱を伴うのは23％であり，40.5℃以上は0.3％のみであるという報告もある（Lee et al. 2013[12]）。一方，38℃以上の発熱が急性中耳炎の重症度に関与するという意見もあり（Lee et al. 2012[11]），重症度分類に発熱を用いることについては課題も残る。

　低年齢は重症化・遷延化のリスク因子となるため（Hotomi et al. 2004[1]，Rovers et al. 2004[13]，Ovetchkine et al. 2003[14]，Block et al. 2000[15]），2006年版では，3歳未満の項目を加えた。2009年版では，3歳未満でなく，他の報告（Rovers et al. 2004[13]，2007[16]，Ovetchkine et al. 2003[14]，Block et al. 2000[15]）の年齢も参照にして，24カ月未満を項目として選択した。光錐減弱の項目追加と耳漏と膨隆の加算の有無による重症度分類の変化を解析した681例を対象に，3歳未満から24カ月未満に変更した際の重症度の変化を検討した。その結果，軽症が1例増加，中等症は8例増加，重症は9例減少であった。

　以上より，最終的な各項目のスコアは耳痛：0，1，2点，発熱：0，1，2点，啼泣・不機嫌：0，1点，発赤：0，2，4点，膨隆：0，4，8点，耳漏：0，4，8点とし，24カ月未満は3点を加算し，5点までを軽症，6〜11点までを中等症，12点以上を重症とした。

　また，小児の急性中耳炎において一側罹患と両側罹患ではその難治性について有意差があり，両側罹患の方が治りにくく，また，低年齢と比較しても両側罹患の方が難治化のリスクが高いという報告もある（鈴木ら2014[17]）。

　重症度に応じた治療の有効性については，『小児急性中耳炎診療ガイドライン2013年版』に即して治療を行い，その有効性を検討した報告がある。それによると，2013年6月〜2014年5月に治療を行った735例中，各重症度の治癒率は軽症例98.3％，中等症例86.8％，重症例71.4％，全体で84.5％であった（宇野ら2016[18]）。しかし，各段階の治療効果判定基準（改善，治癒）が2013年版中にはなく，治療効果判定基準の必要性について言及している。

【参考文献】

1) Hotomi M, Yamanaka N, Shimada J, Ikeda Y, Faden H. Factors associated with clinical outcome in acute otitis media. Ann Otol Rhinol Laryngol. 2004；113：846-52.
2) Hotomi M, Yamanaka N, Samukawa T, Suzumot M, Sakai A, Shimada J, Ikeda Y, Faden H. Treatment and outcome of severe and non-severe acute otitis media. Eur J Pediatr. 2005；164：3-8.
3) Friedman NR, McCormick DP, Pittman C, Chonmaitree T, Teichgraeber DC, Uchida T, Baldwin CD, Saeed KA. Development of a practical tool for assessing the severity of acute otitis media. Pediatr Infect Dis J. 2006；25：101-7.
4) Sibbald AD. Acute otitis media in infants：the disease and the illness. Clinical distinctions

for the new treatment paradigm. Otolaryngol Head Neck Surg. 2012；147：606-10.

5）McConnochie KM. Development of an algorithm for the diagnosis of otitis media. Acad Pediatr. 2012；12：159-60.

6）Scottish Intercollegiate Guideline Network. Diagnosis and management of childhood otitis media in primary care. Edinburgh, Scotland：Scottish Intercollegiate Guideline Network；2000. Available at：www.sign.ac.uk/guidelines/fulltext/66/index.html.

7）Lieberthal AS, Carroll AE, Chonmaitree T, Ganiats TG, Hoberman A, Jackson MA, Joffe MD, Miller DT, Rosenfeld RM, Sevilla XD, Schwartz RH, Thomas PA, Tunkel DE. The diagnosis and management of acute otitis media. Pediatrics. 2013；131：e964-99.

8）Casey JR, Block S, Puthoor P, Hedrick J, Almudevar A, Pichichero ME. A simple scoring system to improve clinical assessment of acute otitis media. Clinical Pediatrics. 2011；50：623-9.

9）山中　昇, 杉田麟也, 宇野芳史, 松原茂規, 林　泰弘, 澤田正一. 小児急性中耳炎に対する Tosufloxacin 細粒15％の有効性の検討. 耳鼻臨床. 2012；105：381-92.

10）Lee HJ, Park SK, Choi KY, Park SE, Chun YM, Kim KS, Park SN, Cho YS, Kim YJ, Kim HJ, Korean Otologic Society. Korean clinical practice guidelines：otitis media in children. J Korean Med Sci. 2012；27：835-48.

11）Kaleida PH, Casselbrant ML, Rockette HE, Paradise JL, Bluestone CD, Blatter MM, Reisinger KS, Wald ER, Supance JS. Amoxicillin or myringotomy or both for acute otitis media：Results of a randomized clinical trial. Pediatrics. 1991；87：466-74.

12）Lee H, Kim J, Nguyen V. Ear infections：otitis externa and otitis media. Prim Care. 2013；40：671-86.

13）Rovers MM, Schilder AGM, Zielhuis GA, Rosenfeld RM. Otitis Media. Lancet. 2004；363：465-73.

14）Ovetchkine P, Cohen R. Shortened course of antibacterial therapy for acute otitis media. Paediatr Drugs. 2003；5：133-40.

15）Block SL, Kratzer J, Nemeth MA, Tack KJ. Five-day cefdinir course vs. ten-day cefprozil course for treatment of acute otitis media. Pediatr Infect Dis J. 2000；19 (12 Suppl)：S147-52.

16）Rovers MM, Glasziou P, Appelman CL, Burke P, McCormick DP, Damoiseaux RA, Little P, Le Saux N, Hoes AW. Predictors of pain and/or fever at 3 to 7 days for children with acute otitis media not treated initially with antibiotics：a meta-analysis of individual patient data. Pediatrics. 2007；119：579-85.

17）鈴木聡明, 山中昇. 両側性急性中耳炎は一側性急性中耳炎よりも難治性か？. 耳鼻臨床. 2014；107：447-51.

18）宇野芳史, 工藤典代. 小児急性中耳炎診療ガイドライン2013に基づいた中耳炎診療―改善・治癒の判定の検討と診療ガイドラインの検証―. Otol Jpn. 2016；26：63-70.

CQ 1-5　反復性中耳炎はどのような状態のときに診断されるか

推　奨	反復性中耳炎は，急性中耳炎を繰り返す病態であり，「過去6カ月以内に3回以上，12カ月以内に4回以上の急性中耳炎に罹患」する場合と定義する。

推奨の強さ：推奨　　エビデンスの質：C

○背　景○

　　反復性中耳炎は，急性中耳炎を繰り返す病態を示す。現在，国内外で標準化された定義はなく，本ガイドラインではこれまでの反復性中耳炎に関する論文の定義を踏まえ「過去6カ月以内に3回以上，12カ月以内に4回以上の急性中耳炎に罹患」する場合と定義する。反復性中耳炎には，宿主の原因菌に対する免疫応答の低下が重要な要因と考えられている。乳幼児期は宿主免疫能が発達期にあり，原因菌に対する特異的免疫応答が未成熟な時期であるため急性中耳炎を繰り返しやすい。

○益と害の評価○

・患者が受ける利益：一定頻度以上の急性中耳炎の反復は，さらなる反復の予測因子であり，正しい診断により最適な治療選択を受けることが可能となる。

・患者が受ける害・不利益：なし。

・益と害のバランス：本定義は，不必要で過剰な治療を避け，適切な治療を受ける基準となる。益は害より大きい。

・患者の希望：関与しない。

・例外規定：なし。

○解　説○

　　反復性中耳炎は，1975年にHowieらにより初めて報告された疾患概念であり，急性中耳炎を繰り返す病態を示す（Howie et al. 1975[1]）。その後の多くの報告は，急性中耳炎の罹患回数に注目しており，1. 一定の年齢までの急性中耳炎の罹患回数による定義と，2. 一定期間中の急性中耳炎の罹患回数による定義がある。

(1) 一定の年齢までの急性中耳炎の罹患回数による定義

　　Howieは，「生後6歳までに6回以上の急性中耳炎に罹患する小児」（Howie et al. 1975[1]）と定義した。また，Alhoらは「生後9カ月までに4回以上の急性中耳炎に罹患する小児」（Alho et al. 1991[2]）と定義している。本邦においては，Yamanakaら

は「生後1歳までに4回以上，2歳までに6回以上の急性中耳炎に罹患する小児」と定義している（Yamanaka et al. 1993[3]，Yokota et al. 2007[4]，Harimaya et al. 2006[5]）。その後，罹患回数を変更し「2歳までに5回以上あるいは6カ月間に4回以上または1年間に5回以上の急性中耳炎に罹患する小児」と定義している（Hotomi et al. 1999[6]）。

(2) 一定期間中の急性中耳炎の罹患回数による定義

　Klein らは「6カ月に3回，または1年間に4回以上の急性中耳炎に罹患する小児」，また，Harsten らは「1年間に6回以上の急性中耳炎に罹患する小児」と定義している（Klein 1984[7]，Harsten et al. 1989[8]）。Goycoolea らは，Klein らと同様に「6カ月に3回以上，または1年以内に4回以上の急性中耳炎に罹患する小児」に加えて，「急性中耳炎エピソード間は寛解していること」と，一定年齢までの急性中耳炎の罹患回数に加えて，急性中耳炎のエピソード間は急性中耳炎が治癒していることを付記している（Goycoolea et al. 1991[9]）。Cochrane Review においてもこの定義が用いられているほか（McDonald et al. 2008[10]），これまでの諸家の報告においても「6カ月に3回以上，または1年以内に4回以上の急性中耳炎に罹患する小児」の定義が多く用いられている（Ren et al. 2017[11]，Kirkham et al. 2017[12]，Ito et al. 2017[13]，Maruyama et al. 2009[14]，Sher et al. 2005[15]，Ables et al. 2004[16]，Arrieta et al. 2004[17]，Pichichero et al. 2016[18]）。

　急性中耳炎は，生後3歳までに50〜70％の小児が罹患するとされ，ほとんどの小児が生後2歳までに少なくとも1回の急性中耳炎に罹患し，生後3歳までに30〜40％の小児が3回以上の急性中耳炎に罹患するとされる（O'Neill et al. 2006[19]，Froom et al. 1997[20]，Teele et al. 1989[21]）。反復性の素因を獲得する上では，初めて急性中耳炎に罹患する年齢が重要とされる。生後12カ月以内に急性中耳炎に罹患するとその後頻回に急性中耳炎に罹患すること，さらに生後6カ月以内に急性中耳炎に罹患した患児では，より急性中耳炎を反復する確率が高いことが判明しており，生後2歳までに反復する中耳炎の罹患回数が，その後の反復性中耳炎の素因の獲得に重要と考えられている。

　また，反復性中耳炎の病態には，宿主の原因菌に対する免疫応答の低下が関与していると考えられている（Yamanaka et al. 1993[3]，Hotomi et al. 1999[6]）。乳幼児期は宿主免疫能の発達時期であり，原因菌に対する特異的免疫応答が未成熟な時期であるため，急性中耳炎を繰り返しやすい特徴を持つ。現在，急性中耳炎の原因菌である肺炎球菌に対する免疫応答を示す血清中IgG2サブクラスの測定が可能となっており，反復性中耳炎の免疫学的病態を知る上での有効な手がかりとなる（IgG2サブクラス欠損症：IgG2 80mg/dl未満）（p.82「CQ3-11」参照）。

　以上のことから，これまでの急性中耳炎の罹患回数に基づく諸家による反復性中

耳炎の定義に基づき，本ガイドラインでは「過去6カ月以内に3回以上，12カ月以内に4回以上の急性中耳炎に罹患」する場合を反復性中耳炎と定義した。

　　註：反復性中耳炎に対して2016年より，血清IgG2値の低下を伴う肺炎球菌またはインフルエンザ菌を原因菌とする急性中耳炎に対する，免疫グロブリン製剤の保険使用が可能となった。添付文書の使用上の注意には，「過去6カ月間に急性中耳炎として4回以上」繰り返すことが投与条件として記されている。本ガイドラインの反復性中耳炎の定義とは異なることに注意が必要である（p.82「CQ3-11」参照）。

【参考文献】

1) Howie VM, Ploussard JH, Sloyer J. The "otitis-prone" condition. Am J Dis Child. 1975；129：676-8.

2) Alho OP, Koivu M, Sorri M. What is an 'otitis-prone' child？ Int J Pediatr Otorhinolaryngol. 1991；21：201-9.

3) Yamanaka N, Faden H. Antibody response to outer membrane protein of nontypeable Haemophilus influenzae in otitis-prone children. J Pediatr. 1993；122：212-8.

4) Yokota S, Harimaya A, Sato K, Somekawa Y, Himi T, Fujii N. Colonization and turnover of Streptococcus pneumoniae, Haemophilus influenzae, and Moraxella catarrhalis in otitisprone children. Microbiol Immunol. 2007；51：223-30.

5) Harimaya A, Takada R, Somekawa Y, Fujii N, Himi T. High frequency of Alloiococcus otitidis in the nasopharynx and in the middle ear cavity of otitis-prone children. Int J Pediatr Otorhinolaryngol. 2006；70：1009-14.

6) Hotomi M, Yamanaka N, Saito T, Shimada J, Suzumoto M, Suetake M, Faden H. Antibody responses to the outer membrane protein P6 of non-typeable Haemophilus influenzae and pneumococcal capsular polysaccharides in otitis-prone children. Acta Otolaryngol. 1999；119：703-7.

7) Klein JO. Antimicrobial prophylaxis for recurrent acute otitis media. Pediatr Ann. 1984；13：398-403.

8) Harsten G, Prellner K, Heldrup J, Kalm O, Kornfalt R. Recurrent acute otitis media. A prospective study of children during the first three years of life. Acta Otolaryngol. 1989；107：111-9.

9) Goycoolea MV, Hueb MM, Ruah C. Otitis media：the pathogenesis approach. Definitions and terminology. Otolaryngologic Clinics of North America. 1991；24：757-61.

10) McDonald S, Langton Hewer CD, Nunez DA. Grommets (ventilation tubes) for recurrent acute otitis media in children. Cochrane Database Syst Rev. 2008；8：CD004741.

11) Ren D, Murphy TF, Lafontaine ER, Pichichero ME. Stringently defined otitis prone children demonstrate deficient naturally induced mucosal antibody response to Moraxella catarrhalis protein. Front Immunol. 2017；8：953.

12) Kirkham LS, Wiertsema SP, Corscadden KJ, Mateus T, Mullaney GL, Zhang G, Richmond PC, Thornton RB. Otitis-prone children produce functional antibodies to pneumolysin and pneumococcal polysaccharides. Clin Vaccine Immunol. 2017；24：e00497-16.

13) Ito M, Maruyama Y, Kitamura K, Kobayashi T, Takahashi H, Yamanaka N, Harabuchi Y, Origasa H, Yoshizaki T. Randomized controlled trial of juzen-taiho-to in children with recurrent acute otitis media. Auris Nasus Larynx. 2017；44：390-7.

14) Maruyama Y, Hoshida S, Furukawa M, Ito M. Effects of Japanese herbal medicine, Juzen-taiho-to, in otitis-prone children--a preliminary study. Acta Otolaryngol. 2009 ; 129 : 14-8.

15) Sher L, Arguedas A, Husseman M, Pichichero M, Hamed KA, Biswas D, Pierce P, Echols R. Randomized, investigator-blinded, multicenter, comparative study of gatifloxacin versus amoxicillin/clavulanate in recurrent otitis media and acute otitis media treatment failure in children. Pediatr Infect Dis J. 2005 ; 24 : 301-8.

16) Ables AZ, Warren PK. High-dose azithromycin or amoxicillin-clavulanate for recurrent otitis media ? J Fam Pract. 2004 ; 53 : 186-8.

17) Arrieta A, Singh J. Management of recurrent and persistent acute otitis media : new options with familiar antibiotics. Pediatr Infect Dis J. 2004 ; 23 (2 Suppl) : S115-24.

18) Pichichero ME. Ten-Year Study of the Stringently Defined Otitis-prone Child in Rochester, NY. Pediatr Infect Dis J. 2016 ; 35 : 1033-9.

19) O'Neill P, Roberts T, Bradley Stevenson C. Otitis media in children (acute). Clinical Evidence. 2006 ; 15 : 500-10.

20) Froom J, Culpepper L, Jacobs M, DeMelker RA, Green LA, van Buchem L, et al. Antimicrobials for acute otitis media ? A review from the International Primary Care Network. BMJ. 1997 ; 315 : 98-102.

21) Teele DW, Klein JO, Rosner BA and The Greater Boston Otitis Media Study Group. Epidemiology of otitis media in the first seven years of life in children in Greater Boston : a prospective, cohort study. Journal of Infectious Diseases. 1989 ; 160 : 83-94.

2 予 防

CQ 2-1 ▶ 肺炎球菌結合型ワクチン(PCV)は 小児急性中耳炎の予防に有効か

推 奨	PCV(pneumococcal conjugate vaccine)は小児急性中耳炎の予防に有用である。

推奨の強さ:推奨　　エビデンスの質:B

○背　景○

　　急性中耳炎の発症予防,反復化予防,費用対効果を示す報告から,PCVは小児急性中耳炎の予防目的に推奨される。一方,非ワクチン血清型肺炎球菌やインフルエンザ菌による急性中耳炎の増加などの限界も指摘されている。

○益と害の評価○

・患者が受ける利益:ワクチン血清型肺炎球菌による急性中耳炎を予防することが可能となり,中耳炎の軽症化,中耳炎の反復化の予防等の恩恵を受けることができる。

・患者が受ける害・不利益:ワクチン接種に伴う副反応の可能性。

・益と害のバランス:ワクチン接種との因果関係が明らかな重大な副反応の報告はなく,費用対効果の面からも益は害より大きい。

・患者の希望:ワクチン接種の決定には,保護者の希望を考慮する。

・例外規定:ワクチンの成分またはジフテリアトキソイドによってアナフィラキシーを呈した既往が明らかな場合には,ワクチンを接種しない。

○解　説○

　　PCV7の急性中耳炎に対する予防効果については,これまでにも大規模な臨床研究がなされ,急性中耳炎全体の発症予防効果は6〜7%であったことから(Black et al. 2000[1], Eskola et al. 2001[2], Fireman, et al. 2003[3]),2004年のCochrane Reviewでは,急性中耳炎の予防に対するPCVの効果は十分でなく推奨されなかった(Straetemans et al. 2004[4])。その後,これまでの急性中耳炎予防効果に関する大規模臨床試験に加え,費用対効果に関するエビデンスレベルの高い報告がなされ,PCVの有用性が示された(Palmu et al. 2009[5], Jansen et al. 2008[6], Dinleyici et al. 2010[7], Gisselsson-Solén et al. 2011[8], Boonacker et al. 2011[9], Tyo et al.

2011[10]）。PCV7導入後も，乳様突起炎の罹患および肺炎球菌が原因の乳様突起炎の罹患数は変化しないなどの限界はあるが（Kordeluk et al. 2014[11]），2013年に改訂された米国の急性中耳炎診療ガイドラインでは，すべての小児への肺炎球菌ワクチン接種が強く推奨されている（Lieberthal et al. 2013[12]）。さらに，2014年および2020年に発表されたCochrane Reviewでは，PCV7を中心に急性中耳炎の予防効果が報告されている。とりわけ，乳児期早期にPCV7を接種すると，肺炎球菌性急性中耳炎の相対リスクを大幅に低下させることが示された。一方で，全急性中耳炎に対する相対リスク低減効果は6％程度であり，PCV7の予防効果は不確実であるとされる。また，急性中耳炎発症リスクの高い低年齢児，幼児期以降，および呼吸器疾患の既往歴のある年長の子供に対するPCV7の効果ははっきりしてない（Fortanier et al. 2014[13]，de Sévaux et al. 2020[14]）。

　PCV7の問題点として，非ワクチン血清型（19A型や16A型）肺炎球菌やインフルエンザ菌の増加が指摘され（Taylor et al. 2012[15]，Pichichero et al. 2007[16]），本邦においても同様の現象が確認されている。耳鼻咽喉科領域感染症臨床分離菌全国サーベイランスにおいて，急性中耳炎患児からの分離菌は第6回サーベイランス（2012年）よりインフルエンザの検出頻度の方が多くなり，第7回サーベイランス（2017年）においても同様の傾向が続いている（Suzuki et al. 2020[17]）。PCV7による肺炎球菌の血清型置換現象に対しては，価数を増やしたワクチンに更新する方針がとられており，本邦では2013年にPCV7からPCV13への移行が行われた。現在，世界ではさらに価数を増やしたPCV15，PCV20，PCV21が導入されつつあり，急性中耳炎に対する予防効果や医療経済効果に関する報告がなされているが，13価以上のPCVの急性中耳炎に対する予防効果についてはまだ十分なエビデンスが確立されていない。

　PCV7の本邦における小児急性中耳炎患児より分離された肺炎球菌のカバー率は公費助成が開始された2011年前後には60.6％であり，薬剤耐性肺炎球菌の87.0％をカバーしていた（Otsuka et al. 2013[18]，Hotomi et al. 2008[19]）。PCV7の急性中耳炎に対する予防効果は，急性中耳炎全体では7.4〜9.1％，肺炎球菌による急性中耳炎では33.1〜41.0％，薬剤耐性肺炎球菌による急性中耳炎では40.1〜49.4％の効果が期待でき，急性中耳炎の難治化を抑制するうえで有効であることが試算されている（山中ら2008[20]）。さらに，5歳以下で鼓膜切開を要する症例数が減じるとともに，難治化しやすい1歳未満の急性中耳炎を予防する可能性が示されている（Sugino et al. 2015[21]，Sasaki et al. 2018[22]）。一方で，第7回サーベイランスにおける耳鼻咽喉科領域感染症より検出された肺炎球菌88株のうちPCV7に含まれる血清型株はなく，PCV13に含まれる血清型株は9株（10.2％）であった。また2016年から2017年にかけて採取された中耳貯留液より検出された肺炎球菌の解析では，

PCV13によるワクチンカバー率は18.5％であり，最も多く検出された血清型は非ワクチン株である15Aであった（Ubukata et al. 2018[23]）。これらの報告より，急性中耳炎においても肺炎球菌の血清型置換現象が進行しているとともに，ワクチン血清型株による急性中耳炎は予防されていると考えられる。

> 註：本邦では2002年2月にPCV7（血清型4，6B，9V，14，18C，19F，23Fを含む）の任意接種が開始され，2011年2月に公費助成が拡大し，2013年4月から定期接種化が実現した。さらに，2013年11月にはPCV13（PCV7の血清型に加えて1，3，5，6A，7F，19Aを含む）に切り替えられ現在に至る。

【参考文献】

1) Black S, Shinefield H, Fireman B, Lewis E, Ray P, Hansen JR, Elvin L, Ensor KM, Hackell J, Siber G, Malinoski F, Madore D, Chang I, Kohberger R, Watson W, Austrian R, Edwards K. Efficacy, safety and immunogenicity of heptavalent pneumococcal conjugate vaccine in children. Northern California Kaiser Permanente Vaccine Study Center Group. Pediatr Infect Dis J. 2000；19：187-95.

2) Eskola J, Kilpi T, Palmu A, Jokinen J, Haapakoski J, Herva E, Takala A, Käyhty H, Karma P, Kohberger R, Siber G, Mäkelä PH；Finnish Otitis Media Study Group. Efficacy of a pneumococcal conjugate vaccine against acute otitis media. N Engl J Med. 2001；344：403-9.

3) Fireman B, Black SB, Shinefield HR, Lee J, Lewis E, Ray P. Impact of the pneumococcal conjugate vaccine on otitis media. Pediatr Infect Dis J. 2003；22：10-6.

4) Straetemans M, Sanders EA, Veenhoven RH, Schilder AG, Damoiseaux RA, Zielhuis GA. Pneumococcal vaccines for preventing otitis media. Cochrane Database Syst Rev. 2004；1：CD001480.

5) Palmu AA, Saukkoriipi A, Jokinen J, Leinonen M, Kilpi TM. Efficacy of pneumococcal conjugate vaccine against PCR-positive acute otitis media. Vaccine. 2009；27：1490-1.

6) Jansen AG, Sanders EA, Hoes AW, van Loon AM, Hak E. Effects of influenza plus pneumococcal conjugate vaccination versus influenza vaccination alone in preventing respiratory tract infections in children：a randomized, double-blind, placebo-controlled trial. J Pediatr. 2008；153：764-7.

7) Dinleyici EC. Current status of pneumococcal vaccines：lessons to be learned and new insights. Expert Rev Vaccines. 2010；9：1017-22.

8) Gisselsson-Solén M, Melhus A, Hermansson A. Pneumococcal vaccination in children at risk of developing recurrent acute otitis media - a randomized study. Acta Paediatr. 2011；100：1354-8.

9) Boonacker CW, Broos PH, Sanders EA, Schilder AG, Rovers MM. Cost effectiveness of pneumococcal conjugate vaccination against acute otitis media in children：a review. Pharmacoeconomics. 2011；29：199-211.

10) Tyo KR, Rosen MM, Zeng W, Yap M, Pwee KH, Ang LW, Shepard DS. Cost-effectiveness of conjugate pneumococcal vaccination in Singapore：comparing estimates for 7-valent, 10-valent, and 13-valent vaccines. Vaccine. 2011；29：6686-94.

11) Kordeluk S, Orgad R, Kraus M, Puterman M, Kaplan DM, Novak L, Dagan R, Leibovitz E. Acute mastoiditis in children under 15 years of age in Southern Israel following the introduction of pneumococcal conjugate vaccines：A 4-year retrospective study (2009-2012). Int J Pediatr Otorhinolaryngol. 2014；78：1599-604.

12) Lieberthal AS, Carroll AE, Chonmaitree T, Ganiats TG, Hoberman A, Jackson MA, Joffe MD, Miller DT, Rosenfeld RM, Sevilla XD, Schwartz RH, Thomas PA, Tunkel DE. The diagnosis and management of acute otitis media. Pediatrics. 2013；131：e964-99.

13) Fortanier AC, Venekamp RP, Boonacker CW, Hak E, Schilder AG, Sanders EA, Damoiseaux RA. Pneumococcal conjugate vaccines for preventing otitis media. Cochrane Database Syst Rev. 2014；2：CD001480.

14) de Sévaux JL, Venekamp RP, Lutje V, Hak E, Schilder AG, Sanders EA, Damoiseaux RA. Pneumococcal conjugate vaccines for preventing acute otitis media in children. Cochrane Database Syst Rev. 2020 Nov 24；11：CD001480.

15) Taylor S, Marchisio P, Vergison A, Harriague J, Hausdorff WP, Haggard M. Impact of pneumococcal conjugate vaccination on otitis media：a systematic review. Clin Infect Dis. 2012；54：1765-73.

16) Pichichero ME, Casey JR. Emergence of a multiresistant serotpe 19A pneumococcal strain not included in the 7-valent conjugate vaccine as an otopathogen in children. JAMA. 2007；298：1772-8.

17) Suzuki K, Kurono Y, Ikeda K, Hotomi M, Yano H, Watanabe A, Matsumoto T, Takahashi Y, Hanak H：The seventh nationwide surveillance of six otorhinolaryngological infectious diseases and the antimicrobial susceptibility patterns of the isolated pathogens in Japan. J Infect Chemother. 2020：26：890-9.

18) Otsuka T, Kitami O, Kondo K, Ota H, Oshima S, Tsuchiya A, Shirai T, Fujii K, Nakamure M,Shoji Y, Nakamura H, Masuda Y, Komiyama K, Yoshida K, Ishikawa Y, Iwaya A, Takahashi S, Okazaki M, Hotomi M, Yamanaka N. Incidence survey of acute otitis media in children in Sado Island, Japan -Sado Otitis Media Study（SADOMS）. PLoS One. 2013：8：e68711.

19) Hotomi M, Billal DS, Kamide Y, Kanesada K, Uno Y, Kudo F, Ito M, Kakehata S, Sugita R, Ogami M, Yamanaka N；Advanced Treatment for Otitis Media Study Group（ATOMS）. Serotype distributions and penicillin resistance of Streptococcus pneumoniae isolated from middle ear fluids of pediatric patients with acute otitis media in Japan. J Clin Microbiol. 2008；46：3808-10.

20) 山中　昇，保富宗城，杉田鱗也．肺炎球菌による小児急性中耳炎の疾病負担と小児用7価肺炎球菌結合型ワクチンの医療経済効果．小児科臨床．2008；61：2221-32.

21) Sugino H, Tsumura S, Kunimoto M, Noda M, Chikuie D, Noda C, Yamashita M, Watanabe H, Ishii H, Tashiro T, Iwata K, Kono T, Tsumura K, Sumiya T, Takeno S, Hirakawa K. Influence of pneumococcal conjugate vaccine on acute otitis media with severe middle ear inflammation：A retrospective multicenter study. PLoS One. 2015；10：e0137546.

22) Sasaki A, Kunimoto M, Takeno S, Sumiya T, Ishino T, Sugino H, Hirakawa K. Influence of pneumococcal conjugate vaccines on acute otitis media in Japan. Auris Nasus Larynx. 2018；45：718-21.

23) Ubukata K, Morozumi M, Sakuma M, Takata M, Mokuno E, Tajima T, Iwata S；AOM Surveillance Study Group. Etiology of Acute Otitis Media and Characterization of Pneumococcal Isolates After Introduction of 13-Valent Pneumococcal Conjugate Vaccine in Japanese Children. Pediatr Infect Dis J. 2018 Jun；37（6）：598-604.

3　治　療

　本ガイドラインにおける治療の効果判定は，発症から3週間の時点において，急性中耳炎と診断される以下の鼓膜所見「鼓膜の発赤，膨隆，肥厚，水疱形成，混濁，穿孔，中耳腔の貯留液，耳漏」の改善評価で行うこととした。治癒の判定は，症状・所見のスコアで，年齢以外のスコアが0点の際とした。

　抗菌薬がすでに投与された症例については，既投与の抗菌薬と診察時の所見・鼓膜所見を考慮し，対象症例が，軽症，中等症，重症のいずれに相当するかを推測し，pp.85〜87に示した治療アルゴリズムに準拠して，本ガイドラインを適用するとした。

CQ 3-1　急性中耳炎に抗菌薬を使用する場合に何を使用するか

推　奨	重症度に応じてamoxicillin（AMPC），clavulanate/amoxicillin［CVA/AMPC（1：14）製剤］が第一選択薬となる。その他，原因菌，重症度に応じて経口抗菌薬としてはcefditoren pivoxil（CDTR-PI），tosufloxacin（TFLX），tebipenem pivoxil（TBPM-PI），注射抗菌薬としてはampicillin（ABPC），ceftriaxone（CTRX）が推奨される。

推奨の強さ：推奨　　エビデンスの質：B

○背　景○

　急性中耳炎の抗菌薬治療においては，本邦における肺炎球菌およびインフルエンザ菌の薬剤耐性率が，PRSP：5.7%（2017年），BLNAR：34.0%（2017年）である現状を踏まえ（鈴木ら2020[1]，Suzuki et al. 2020[2]），原因菌の感受性に基づきAMPCおよびCVA/AMPC（1：14）製剤を第一選択薬として推奨する。また，急性中耳炎の原因菌と重症度に応じて，上記の抗菌薬選択が推奨される。

　本ガイドラインでは，他の抗菌薬の使用を推奨しないのではなく，現時点での本邦における原因菌の薬剤感受性を考慮して上記の抗菌薬を推奨する。

○益と害の評価○

・患者が受ける利益：原因菌に応じた適切な抗菌薬選択により，早期の治癒が期待できる。適切な抗菌薬選択は薬剤耐性菌の増加を防ぎ，将来の患者にも利益をもたらす。

・患者が受ける害・不利益：抗菌薬治療は下痢を主とする消化器症状を招く可能性
　がある。すべての抗菌薬投与は細菌の薬剤耐性化の原因となり得る。

・益と害のバランス：本邦における原因菌の種類と耐性化に対応した抗菌薬選択で
　あり，益は害より大きい。

・患者の希望：関与しない。

・例外規定：アレルギー歴がある抗菌薬は使用しない。

○解　説○

（1）小児急性中耳炎に対する抗菌薬治療の有効性

　小児急性中耳炎に対する抗菌薬治療の有効性については，2011年に2つの大規模
なRCTがなされ，抗菌薬治療の妥当性とAMPC製剤（AMPCあるいはCVA/
AMPC）の有効性が再評価された。Tähtinenらは，CVA/AMPCはplaceboとの比
較で治療失敗率を62%低下させ（危険率0.38，95%信頼区間0.25〜0.59，p＜
0.001），追加治療の必要性を81%減少させることを示した（危険率0.19，95%信頼
区間0.10〜0.36，p＜0.001）（Tähtinen et al. 2011[3]）。Hobermanらは，6〜23カ月
の小児291例を対象としたRCTで，CVA/AMPCの10日間の投与により，急性中
耳炎の臨床症状の改善に要する期間の短縮と鼓膜所見が残存する期間の短縮が得ら
れることを報告している（Hoberman et al. 2011[4]）。この2つの大規模臨床研究の結
果を受けて，2015年に発表されたCochrane Reviewでは13報のRCT（総患者：
3401児，3938例）を基に検討した結果，抗菌薬治療はティンパノメトリーの異常，
鼓膜穿孔および対側の急性中耳炎の発症に対して一定の有効性を示すと結論づけら
れている。しかし，耳痛の早期改善と急性中耳炎の再発に関しては，placebo群と
比較して差はないこと，嘔吐や下痢などの副症状は抗菌薬治療群で高くなることも
同時に報告されている。さらに，最も抗菌薬治療の恩恵を受けたのは，2歳未満の
両側罹患例と耳漏を伴う急性中耳炎であったこと，軽症例に対しては，抗菌薬治療
を行わず経過観察することが望ましいことを示した（p.65「CQ3-4」参照，Veneka-
mp et al. 2015[5]）。

（2）小児急性中耳炎に対する第一選択薬

　小児急性中耳炎の第一選択薬としては，AMPCあるいはCVA/AMPCが推奨さ
れる。2013年に改訂された米国の急性中耳炎診療ガイドラインにおいてもAMPC
が第一選択薬として推奨され（Lieberthal et al. 2013[6]），諸外国のガイドラインに
おいても同様にAMPCが第一選択薬とされる（Ovnat Tamir et al. 2017[7]）。本邦に
おける前向き臨床研究でも，AMPCの有効性が報告されている（Hotomi et al.
2004[8]，Hotomi et al. 2005[9]，Harabuchi et al. 2001[10]）。投与量としては，Wald ら
は初回治療選択としてはAMPC通常量（45mg/kg/日）が望ましいとしているが，

Piglanskyらは，高用量のAMPC（80 mg/kg/日，10日間投与）を用いた前向き研究でAMPCが初期治療として有用であることを示している（Wald et al. 2013[11]，Piglansky et al. 2003[12]）。また，高用量のCVA/AMPC（6.4/90 mg/kg/日，10日間投与）を用いた多施設共同RCTにおいて，肺炎球菌およびインフルエンザ菌の除菌率において有効性が報告されている（Dagan et al. 2001[13]）。

　投与回数については，Damrikarnlertらが多施設共同RCTでCVA/AMPCの1日2回投与と1日3回投与を比較し，有効性に有意差を認めないことを報告している（Damrikarnlert, et al. 2000[14]）。

(3) 小児急性中耳炎に対するその他の抗菌薬の有効性 (CDTR-PI)

　AMPCやCVA/AMPC以外のβ-ラクタム系抗菌薬に関する大規模な臨床試験の報告は限られているのが現状である。本邦におけるインフルエンザ菌耐性株（BLNAR，BLPACR）の分離状況（p.14 図3）を考慮すると，インフルエンザ菌に対する抗菌薬選択，AMPCあるいはCVA/AMPCによる初期治療失敗例に対する第二選択薬も考慮する必要がある。現在，インフルエンザ菌に対して比較的良好な薬剤感受性を示す抗菌薬としてはCDTR-PIおよびCFPN-PIが挙げられるが，MICの評価においてはCDTRが上回る（p.14 表8）。また本邦において，AMPCを第一選択薬としてCDTR-PIを第二選択薬とした前向き研究がなされている（Hotomi et al. 2004[8]，Hotomi et al. 2005[9]）。

　一方，第三世代経口セフェム系抗菌薬については，組織移行性が不良である点が問題とされる。しかし，第三世代経口セフェム系抗菌薬は増量により組織移行性が改善され，小児急性中耳炎に対する有効性（伊藤ら2000[15]，宮本ら2011[16]）および後述するTBPM-PIとの非劣性試験がなされている（鈴木ら2009[17]）。

　これらのことを踏まえ，本ガイドラインではCDTR-PIを選択される抗菌薬の一つとして推奨する。

(4) 小児急性中耳炎に対するその他の抗菌薬の有効性 (TFLX，TBPM-PI)

　TFLXは小児で安全性が認められているキノロン系薬で，基礎的・臨床的試験での有効性（小林ら1988[18]）とともに中耳炎に対して高い有効率が報告されている（鈴木ら2010[19]，山中ら2012a[20]）。

　TBPM-PIは，唯一の経口カルバペネム系薬で，幅広い抗菌スペクトルと注射用カルバペネム系薬と同等以上の強い抗菌力をもつ。また，良好な中耳組織移行も報告されており（馬場ら2009[21]），小児急性中耳炎に対してRCTでCDTR-PI高用量と同様の有効性を示す（鈴木ら2009[17]）ほか，多施設臨床研究において反復・遷延例を含む小児急性中耳炎に対しても高い有効性が示された（山中ら2012b[22]）。また，高用量（6 mg/kg，1日2回）は常用量（4 mg/kg，1日2回）に比べ早期に鼓膜所見を改善し，投与期間を短縮することが報告されている（澤田2017[23]）。

　ただし，これらTFLXやTBPM-PIは，他の経口抗菌薬による治療効果が期待できない症例に限って使用するべきである。

(5) 小児急性中耳炎に対する静注抗菌薬の有効性

　静注抗菌薬については，CTRXの1回投与はCVA/AMPC（AMPC 40 mg/kg）10日間投与と同等の効果があることが報告されている（Wang et al. 2004[24]）。Heikkinenらも，CTRXの筋注により，鼻咽腔におけるインフルエンザ菌の検出率は有意に低下することを報告している（Heikkinen et al. 2000[25]）。本邦ではCTRXの筋注は保険適用となっていないが，2007年11月13日に静注による1日1回投与が小児にも適用され，成人と同様に外来における抗菌薬静注療法が可能となっている。

【参考文献】

1) 鈴木賢二，黒野祐一，池田勝久，保富宗城，矢野寿一：第6回耳鼻咽喉科領域感染症臨床分離菌全国サーベイランス結果報告，日本耳鼻咽喉科感染症・エアロゾル学会会誌．2020：8：193-211.

2) Suzuki K, Kurono Y, Ikeda K, Hotomi M, Yano H, Watanabe A, Matsumoto T, Takahashi Y, Hanak H：The seventh nationwide surveillance of six otorhinolaryngological infectious diseases and the antimicrobial susceptibility patterns of the isolated pathogens in Japan. J Infect Chemother. 2020：26：890-9.

3) Tähtinen PA, Laine MK, Huovinen P, Jalava J, Ruuskanen O, Ruohola A. A placebocontrolled trial of antimicrobial treatment for acute otitis media. N Engl J Med. 2011：364：116-26.

4) Hoberman A, Paradise JL, Rockette HE, Shaikh N, Wald ER, Kearney DH, Colborn DK, Kurs-Lasky M, Bhatnagar S, Haralam MA, Zoffel LM, Jenkins C, Pope MA, Balentine TL, Barbadora KA. Treatment of acute otitis media in children under 2 years of age. N Engl J Med. 2011：364：105-15.

5) Venekamp RP, Sanders SL, Glasziou PP, Del Mar CB, Rovers MM. Update of Cochrane Database Syst Rev. 2000：(4)：CD000219. Antibiotics for acute otitis media in children. Cochrane Database Syst Rev. 2015：(6)：CD000219.

6) Lieberthal AS, Carroll AE, Chonmaitree T, Ganiats TG, Hoberman A, Jackson MA, Joffe MD, Miller DT, Rosenfeld RM, Sevilla XD, Schwartz RH, Thomas PA, Tunkel DE. The diagnosis and management of acute otitis media. Pediatrics. 2013：131：e964-99.

7) Ovnat Tamir S, Shemesh S, Oron Y, Marom T. Acute otitis media guidelines in selected developed and developing countries：uniformity and diversity. Arch Dis Child. 2017：102：450-7.

8) Hotomi M, Yamanaka N, Shimada J, Ikeda Y, Faden H. Factors associated with clinical outcome in acute otitis media. Ann Otol Rhinol Laryngol. 2004：113：846-52.

9) Hotomi M, Yamanaka N, Samukawa T, Suzumot M, Sakai A, Shimada J, Ikeda Y, Faden H. Treatment and outcome of severe and non-severe acute otitis media. Eur J Pediatr. 2005：164：3-8.

10) Harabuchi Y, Kodama H, Faden H. Outcome of acute otitis media and its relation to clinical features and nasopharyngeal colonization at the time of diagnosis. Acta Oto-Laryngologica. 2001：121：908-14.

11) Wald ER, DeMuri GP. Commentary：antibiotic recommendations for acute otitis media and acute bacterial sinusitis in 2013--the conundrum. Pediatr Infect Dis J. 2013：32：641-3.

12) Piglansky L, Leibovitz E, Raiz S, Greenberg D, Press J, Leiberman A, Dagan R. Bacteriologic and clinical efficacy of high dose amoxicillin for therapy of acute otitis media in children. Pediatr Infect Dis J. 2003；22：405-13.

13) Dagan R, Hoberman A, Johnson C, Leibovitz EL, Arguedas A, Rose FV, Wynne BR, Jacobs MR. Bacteriologic and clinical efficacy of high dose amoxicillin/clavulanate in children with acute otitis media. Pediatr Infect Dis J. 2001；20：829-37.

14) Damrikarnlert L, Jauregui AC, Kzadri M. Efficacy and safety of amoxycillin/ clavulanate （Augmentin）twice daily versus three times daily in the treatment of acute otitis media in children. The Augmentin 454 Study Group. J Chemother. 2000；12：79-87.

15) 伊藤真人，吉崎智一，西村俊郎，山崎芳文，窄中香織，浦本直紀，氷見祐二，古川 仭. 急性中耳炎に対するCDTR-PI 増量投与の検討. 耳鼻臨床. 2000；9：509-16.

16) 宮本直哉，鈴木元彦，村上信五. 小児難治性中耳炎に対するTebipenem pivoxil と高用量Cefditoren pivoxil の有用性の検討. 耳展. 2011；54：457-65.

17) 鈴木賢二，馬場駿吉，戸塚恭一，堀 誠治，生方公子，中島光好，砂川慶介. Tebipenem pivoxil 細粒の小児急性中耳炎に対するcefditoren pivoxil 高用量対照ランダム化二重盲検比較臨床試験（第Ⅲ相試験）. 日化療会誌. 2009；57（Suppl 1）：167-85.

18) 小林武弘，馬場駿吉，鈴木賢二，島田純一郎，征矢野薫，稲垣光昭，伊藤晴夫. 耳鼻咽喉科領域における T-3262 の基礎的ならびに臨床的検討. CHEMOTHERAPY. 1988；36：1296-302.

19) 鈴木賢二，飯野ゆき子，工藤典代，泰地秀信，砂川慶介. Tosufloxacin 細粒15％の小児急性化膿性中耳炎を対象とした非盲検非対照臨床試験. 日化療会誌. 2010；58（Suppl 2）：50-68.

20) 山中 昇，杉田麟也，宇野芳史，松原茂規，林 泰弘，澤田正一. 小児急性中耳炎に対するTosufloxacin 細粒15％の有効性の検討. 耳鼻臨床. 2012（a）；105：381-92.

21) 馬場駿吉，笠原 浩，森田 順，相澤一雅，砂川慶介. Tebipenem pivoxil の組織および耳漏移行性. Jpn J Antibiotics. 2009；62：127-35.

22) 山中 昇，末武光子，冨山道夫，杉田麟也，松原茂規，澤田正一，宇野芳史，兼定啓子，内園明裕. 反復・遷延例を含む小児急性中耳炎に対する経口カルバペネム系抗菌薬TBPM-PI の有効性評価. 耳鼻臨床. 2012（b）；105：687-98.

23) 澤田正一. 小児難治性中耳炎に対する Tebipenem pivoxi（l TBPM-PI）高用量の有効性についての検討. 日耳鼻感染症エアロゾル会誌 2017；5：1-5.

24) Wang CY, Lu CY, Hsieh YC, Lee CY, Huang LM. Intramuscular ceftriaxone in comparison with oral amoxicillin-clavulanate for the treatment of acute otitis media in infants and children. J Microbiol Immunol Infect. 2004；37：57-62.

25) Heikkinen T, Saeed KA, McCormick DP, Baldwin C, Reisner BS, Chonmaitree T. A single intramuscular dose of ceftriaxone changes nasopharyngeal bacterial flora in children with acute otitis media. Acta Paediatr. 2000；89：1316-21.

CQ 3-2 ▶ 急性中耳炎の鎮痛に抗菌薬は有効か

推　奨	耳痛に対して，抗菌薬の効果は不明である。鎮痛を主目的とする抗菌薬使用を推奨しない。

推奨の強さ：推奨（鎮痛を主目的とする抗菌薬治療を<u>行わないことを推奨</u>する）
エビデンスの質：B

○背　景○

　　耳痛は急性中耳炎の治療対象となる主要な臨床症状であるが，抗菌薬による鎮痛効果は相反する結果が報告されている。益と害のバランスを考慮し，耳痛に対して鎮痛目的での抗菌薬使用を推奨しない。本邦の現状では，小児の鎮痛薬としてacetaminophenが選択肢となる。

○益と害の評価○

・患者が受ける利益：抗菌薬は耳痛の期間を短縮させる可能性がある。
・患者が受ける害・不利益：抗菌薬は24時間以内の耳痛を軽減しない。抗菌薬治療は下痢を主とする消化器症状を招く可能性がある。すべての抗菌薬投与は細菌の薬剤耐性化の原因となり得る。
・益と害のバランス：特に診断が確定していない耳痛の場合，抗菌薬は不要である可能性がある。不要な抗菌薬投与は無効であるばかりでなく，副作用，薬剤耐性株の選択を招く可能性があり，害は益より大きい。
・患者の希望：関与しない。
・例外規定：耳痛を伴う急性中耳炎に対する治療目的の抗菌薬治療。

○解　説○

　　Venekampらは，12編のRCTからレビューを行い，抗菌薬投与は24時間以内の痛みを軽減しない，また2日目以降はごくわずか5〜6％程度の痛みのある患者の減少を認めるのみとしている（Venekamp et al. 2015[1]）。一方，Bascelliらは，発症後直ちに抗菌薬を投与した群と，3日後に治癒傾向のない症例に抗菌薬投与を行った群を比較したRCTで，抗菌薬を直ちに投与した群の耳痛の自覚期間は有意に短く，鎮痛薬の消費量も有意に少なかったとしている（Bascelli et al. 2001[2]）。このように相反する報告もあり，耳痛に対する抗菌薬の効果は明確ではない。特に，正確な鼓膜所見が得られないにもかかわらず，耳痛に対して鎮痛を主目的に抗菌薬を処方す

ることは，患者の受ける害が益より大きい。

　一方，鎮痛薬の耳痛に対する効果も十分に検討されていない。Bertin らの多施設共同二重盲検RCTでは，placeboに比較して，ibuprofenは有意差があるが，acetaminophenには有意な鎮痛効果を認めていない（Bertin et al. 1996[3]）。Cochrane Reviewでは，acetaminophenとibuprofenに，限定的ではあるが鎮痛効果がみられるとしているが，十分なエビデンスが少なく，さらなる研究が必要とされている（Sjoukes et al. 2016[4]）。

　本邦の現状を考慮すると，小児の鎮痛薬としてacetaminophenが選択肢となる。

【参考文献】

1) Venekamp RP, Sanders SL, Glasziou PP, Del Mar CB, Rovers MM. Update of Cochrane Database Syst Rev. 2000；(4)：CD000219. Antibiotics for acute otitis media in children. Cochrane Database Syst Rev. 2015；(6)：CD000219.

2) Bascelli LM, Losh DP. How does a "wait and see" approach to prescribing antibiotics for acute otitis media (AOM) compare with immediate antibiotic treatment？ J Fam Pract. 2001；50：469.

3) Bertin L, Pons G, d'Athis P, Duhamel JF, Maudelonde C, Lasfargues G, Guillot M, Marsac A, Debregeas B, Olive G. A randomized, double-blind, multicentre controlled trial of ibuprofen versus acetaminophen and placebo for symptoms of acute otitis media in children. Fundam Clin Pharmacol. 1996；10：387-92.

4) Sjoukes A, Venekamp RP, van de Pol AC, Hay AD, Little P, Schilder AG, Damoiseaux RA. Paracetamol (acetaminophen) or non-steroidal anti-inflammatory drugs, alone or combined, for pain relief in acute otitis media in children. Cochrane Database Syst Rev. 2016；12：CD011534.

CQ 3-3 ▶ 抗菌薬の投与期間はどのくらいが適切か

推　奨	中等症および重症例の初回治療時に5日間投与するが，3〜4日目に病態の推移を観察すべきである。

推奨の強さ：推奨　　エビデンスの質：B

○背　景○

　　小児急性中耳炎に対する抗菌薬の投与期間はこれまで5〜7日間あるいは10日間とする報告が多いが，原因菌および抗菌薬の臨床効果に応じた投与期間が推奨される。

　　抗菌薬治療の対象となる中等症および重症例においては，抗菌薬の初回投与期間としては5日間投与を基本とし，3〜4日目に病態の推移を観察することを推奨する。

○益と害の評価○

- ・患者が受ける利益：必要かつ十分な期間服用することにより，治療成功の確率が増大する。
- ・患者が受ける害・不利益：個々の患者にとって最適な投与期間ではない可能性がある。決められた期日での受診ができない可能性がある。
- ・益と害のバランス：病態の推移の観察を伴った5日間投与は，益が害より大きい。
- ・患者の希望：保護者の希望により，病態推移を観察する時期に若干の幅を持たせることができる。
- ・例外規定：3〜4日目の観察で改善が乏しい，あるいは悪化が明らかな場合，予定の期間を待たずに抗菌薬を変更することがある。

○解　説○

　　35編のRCTを検討したシステマティックレビューにおいて，抗菌薬の4日未満（短期）投与群と4日以上投与群を比較した結果，短期投与群で治療失敗（原文では，treatment failure：不成功）のリスクが増加することから，少なくとも4日以上の抗菌薬投与期間が推奨されている（Gulani et al. 2010[1]）。また，32編のRCTのメタアナリシスでは，7日未満の抗菌薬投与と8日以上（8〜19日）を比較した結果，合併症のない急性中耳炎に対する抗菌薬の投与期間は5日以内で十分であることが報

告されている（Kozyrskyj et al. 2010[2]）。初回治療で抗菌薬投与を行わなかった症例を対象とした抗菌薬の投与期間についての前向き観察研究においても，2歳以上の急性中耳炎症例では5日間の抗菌薬投与が推奨されている（Manarcy ct al. 2002[3]）。

　一方，Pichicheroらは2,172例の小児急性中耳炎症例（2歳未満の症例は46.4％）を対象とした前向き研究において，抗菌薬の5日間投与，7日間投与，10日間投与の有効性を比較検討した結果，全症例を対象とした場合には有意差を認めなかったが，1カ月以内に急性中耳炎を生じた症例を対象としたサブ解析では，5日間の抗菌薬投与に比べて10日間の抗菌薬投与が急性中耳炎の治療失敗例が少なかったことを報告している（Pichichero et al. 2001[4]）。Hobermanらは6〜23カ月までの520名の小児を対象に，CVA/AMPCの5日間投与と10日間投与における経過を比較検討しており，5日間投与に比べて10日間投与で臨床経過が良好であったことを報告している（治療失敗：5日間投与34％，10日間投与16％，95％信頼区間9〜25）。また，6〜14日目および12〜14日目の平均症状スコアは，5日間投与より10日間投与が有意に優れ（p＝0.001），症状スコアが50％以上改善した症例の比率も，5日間投与に比べ10日間投与で有意に高かった（80％対91％，p＝0.003）。一方，再発率，有害事象，鼻咽腔におけるPRSP/PISPの検出率は両治療で有意差を認めず，有害事象の発生率および薬剤耐性菌の出現率は短期間の治療で低下することはなかった。これらのことから，2歳未満の小児では10日間の治療が有効であると結論づけている（Hoberman et al. 2016[5]）。

　2013年に改訂された米国の急性中耳炎診療ガイドラインでは，抗菌薬の投与期間は2歳未満あるいは重症例には10日間投与が推奨され，2〜5歳の中等症以下の例には7日間投与，6歳以上の中等症以下の例には5〜7日間投与で十分であるとされている。また，抗菌薬の初回治療後2〜3日で症状の悪化がないかどうか再評価することが推奨されている（Lieberthal et al. 2013[6]）。Tähtinenらは，CVA/AMPCとplaceboの7日間投与のRCTで，治療失敗率（治療不成功 treatment failure）は投与開始3日目から両群間に有意差を認めることを報告している（Tähtincn et al. 2011[7]）。Hobermanらも同様にCVA/AMPCとplaceboの10日間投与のRCTで，投与後4日目と5日目で治療失敗率（臨床的不成功 clinical failure）に有意差（4％と23％，p＜0.001）がみられたことを報告している（Hoberman et al. 2011[8]）。

　本邦においては，抗菌薬の有効性の判定時期としてHotomiらは軽症と重症に分類した上で急性中耳炎の臨床経過を検討したところ，重症ならびに軽症とも抗菌薬投与の有無にかかわらず5病日目までに臨床症状の94％は軽快し，鼓膜所見の改善は5病日目で軽症は55％であるのに対して重症例は10％で改善を認めるのみと報告している（Hotomi et al. 2005[9]）。また，山中らは単純性中耳炎および難治性中耳炎

のいずれにおいても，抗菌薬治療3日目での鼓膜所見の改善率がその後の治癒経過の指標となることを報告している（山中ら2014[10]）。さらに澤田は，TBPM-PIの高用量（6mg/kg，1日2回）と常用量（4mg/kg，1日2回）による臨床経過を検討した結果，高用量使用では治療3〜4日目に鼓膜所見が改善し，投与期間が短縮されることを報告している（澤田2017[11]）。

　これらのことから，抗菌薬の初回投与期間は5日間とし，3〜4日目に病態の推移を観察することが推奨される。

【参考文献】

1) Gulani A, Sachdev HP, Qazi SA. Efficacy of short course（＜4 days）of antibiotics for treatment of acute otitis media in children：a systematic review of randomized controlled trials. Indian Pediatrics. 2010；47：74-87.

2) Kozyrskyj A, Klassen TP, Moffatt M, Harvey K. Short-course antibiotics for acute otitis media. Cochrane Database Syst Rev. 2010；2010（9）：CD001095.

3) Manarey CR, Westerberg BD, Marion SA. Clinical decision analysis in the treatment of acute otitis media in a child over 2 years of age. J Otolaryngol. 2002；31：23-30.

4) Pichichero ME, Marsocci SM, Murphy ML, Hoeger W, Francis AB, Green JL. A prospective observational study of 5-, 7-, and 10-day antibiotic treatment for acute otitis media. Otolaryngol Head Neck Surg. 2001；124：381-7.

5) Hoberman A, Paradise JL, Rockette HE, Kearney DH, Bhatnagar S, Shope TR, Martin JM, Kurs-Lasky M, Copelli SJ, Colborn DK, Block SL, Labella JJ, Lynch TG, Cohen NL, Haralam M, Pope MA, Nagg JP, Green MD, Shaikh N. Shortened antimicrobial treatment for acute otitis media in young children. N Engl J Med. 2016；375：2446-56.

6) Lieberthal AS, Carroll AE, Chonmaitree T, Ganiats TG, Hoberman A, Jackson MA, Joffe MD, Miller DT, Rosenfeld RM, Sevilla XD, Schwartz RH, Thomas PA, Tunkel DE. The diagnosis and management of acute otitis media. Pediatrics. 2013；131：e964-99.

7) Tähtinen PA, Laine MK, Huovinen P, Ruuskanen O, RuoholaA. A placebo- controlled trial of antimicrobial treatment for acute otitis media. N Engl J Med. 2011；13：116-26.

8) Hoberman A, Paradise JL, Rockette HE, Shaikh N, Wald ER, Kearney DH, Colborn DK, Kurs-Lasky M, Bhatnagar S, Haralam MA, Zoffel LM, Jenkins C, Pope MA, Balentine TL, Barbadora KA. Treatment of acute otitis media in children under 2 years of age. N Engl J Med. 2011；13：105-15.

9) Hotomi M, Yamanaka N, Samukawa T, Suzumot M, Sakai A, Shimada J, Ikeda Y, Faden H. Treatment and outcome of severe and non-severe acute otitis media. Eur J Pediatr. 2005；164：3-8.

10) 山中昇，末武光子，冨山道夫，杉田麟也，松原茂規，澤田正一，宇野芳史，兼定啓子，内薗明裕．小児急性中耳炎治療における抗菌薬変更の判断をいつ，どのように行うか．耳鼻臨床. 2014；107：199-207.

11) 澤田正一．小児難治性中耳炎に対する Tebipenem pivoxi（l TBPM-PI）高用量の有効性についての検討．日耳鼻感染症エアロゾル会誌. 2017；5：1-5.

CQ 3-4　軽症の急性中耳炎の治療として抗菌薬非投与は妥当か

推　奨	軽症例に限って3日間は抗菌薬の投与を行わず，自然経過を観察することを推奨する。

推奨の強さ：推奨　　エビデンスの質：B

○背　景○

　　薬剤耐性菌による急性中耳炎症例が増大している本邦の現状から，正確な鼓膜所見の観察による診断に基づき，軽症例には抗菌薬の非投与が推奨される。抗菌薬を投与しない場合は，抗菌薬非投与後の厳重な経過観察が重要である。

○益と害の評価○

・患者が受ける利益：不要な抗菌薬治療を受けずにすむ。下痢を主とする消化器症状に代表される副作用や薬剤耐性菌を選択する機会を減らすことができる。

・患者が受ける害・不利益：本来は必要な抗菌薬投与を3日間，受けられない可能性がある。

・益と害のバランス：軽症例では3日後に抗菌薬投与が必要となった場合でも，治療の遅れにより患者が受ける不利益はわずかであり，益は害より大きい。

・患者の希望：十分な説明と同意が必要である。

・例外規定：非投与は3日後に臨床所見の評価が可能であることが前提である。

○解　説○

　　van Buchem らは，抗菌薬非投与にて経過観察された2歳以上の4,860人の小児の2.7％が，持続的な発熱，痛みまたは3～4日間の耳漏をきたし，2名で乳様突起炎を発症したことを報告した（van Buchem et al. 1985[1]）。

　　Little らは，抗菌薬の即時治療と72時間の経過観察を行う待機治療の2群間で比較検討し，発熱または嘔吐を呈した小児のうち，即時治療では待機治療に比べ治療3日目に苦痛が21％減少したのに対して，発熱または嘔吐を示さなかった患児では4％に減少するのみであり，待機治療は妥当であると報告している（Little et al. 2001[2]）。さらに，待機治療群の患児の76％で抗菌薬治療が必要となったが，即時治療では病状（耳痛，夜間不穏，耳漏，啼泣）を有する期間を1日短縮するのみであり，両群間で学校の欠席や耳痛あるいは苦痛の軽減には差を認めなかったことを報告している（Little et al. 2006[3]）。また，Spiro らは48時間後に急性中耳炎が改善あ

るいは悪化しなければ抗菌薬非投与とする待機的治療が有用であることを報告している（Spiro et al. 2006[4]）。一方，RoversらはRCTのメタアナリシスで，直ちに抗菌薬を投与しなかった例の遷延化した予後を，3〜7日目の発熱あるいは耳痛で判定した場合，2歳未満の両側急性中耳炎の遷延化が2歳以上の一側性急性中耳炎より2倍以上となることを報告している（Rovers et al. 2007[5]）。

　抗菌薬非投与の妥当性については，これまでの臨床研究およびメタアナリシスのアウトカム設定に問題があることが指摘されている（Rosenfeld et al. 1994[6]，Del Mar et al. 1997[7]，Gisselsson-Solen et al. 2014[8]）。すなわち，急性中耳炎の臨床経過のアウトカムが，耳痛や発熱などの臨床症状を中心に検討されており，急性中耳炎の診断基準が不明瞭であるとともに，鼓膜所見がアウトカムに設定されていない報告が多いことが問題となる。とりわけ，乳幼児期での急性中耳炎では鼓膜穿刺により急性中耳炎が確定された場合でも無症状の場合が多く，耳痛や発熱を訴えることも少ない。そのため，詳細な鼓膜観察に基づく評価と重症度の判定がなされず，誤って軽症と診断され"watchful waiting"の対象となりうることに注意喚起がなされている（Paradise 1997[9]）。本邦においては，Hotomiらは小児急性中耳炎について，スコアリングシステムを用いた鼓膜所見および臨床所見より軽症例と重症例に分類したのち，軽症例に対して初診時抗菌薬非投与で待機治療を行った結果，初診時から5病日までは抗菌薬非投与で経過観察を行うことが可能であったことを報告している（Hotomi et al. 2005[10]）。

　2015年のCochrane Reviewでは，先進国においては中等症までの子供には待機治療も妥当である反面，両側罹患例あるいは耳漏を伴う2歳以下の子供に対して抗菌薬は最も有益であるとされている（Venekamp et al. 2015[11]）。また，米国ガイドライン2013年版では，生後6〜23カ月の一側非重症例（持続時間48時間以内の軽度の耳痛かつ発熱は39℃未満）に対して"watchful waiting"も選択の一つになることが示されている（Lieberthal et al. 2013[12]）。一方，Tähtinenらは，抗菌薬非投与の期間は患児の状態，症状の延長と経済的損失を一時的に悪化させる可能性を報告している（Tähtinen et al. 2012[13]）。抗菌薬をあらかじめ処方しておき，保護者が臨床症状を判断して処方された抗菌薬を使用する方法による試みでは，31%（Siegel et al. 2003[14]）あるいは34%（McCormick et al. 2005[15]）で抗菌薬が使用されている実態もある。抗菌薬非投与の際には十分な経過観察を行い，急性中耳炎が改善しないときには抗菌薬投与が可能である環境を整えておく必要がある。

　これらのことから，年齢（2歳未満）とリスク因子を考慮し，詳細な臨床症状と鼓膜所見の評価の上で診断された軽症例に限り，3日間の抗菌薬非投与で経過観察を行うことは妥当と考える。

【参考文献】

1） van Buchem FL, Peeters NIF, van't Hof MA. Acute otitis media : a new treatment strategy. BMJ. 1985 ; 290 : 1033-7.

2） Little P, Gould C, Williamson I, Moore M, Warner G, Dunleavey J. Pragmatic randomized controlled trial of two prescribing strategies for childhood acute otitis media. BMJ. 2001 ; 322 : 336-42.

3） Little P, Moore M, Warner G, Dunleavy J, Williamson I. Longer term outcomes from a randomized trial of prescribing strategies in otitis media. Br J Gen Pract. 2006 ; 56 : 176-82.

4） Spiro DM, Tay KY, Arnold DH, Dziura JD, Baker MD, Shapiro ED. Wait-and-see prescription for the treatment of acute otitis media : a randomized controlled trial. JAMA. 2006 ; 296 : 1235-41.

5） Rovers MM, Glasziou P, Appelman CL, Burke P, McCormick DP, Damoiseaux RA, Little P, Le Saux N, Hoes AW. Predictors of pain and/or fever at 3 to 7 days for children with acute otitis media not treated initially with antibiotics : a meta-analysis of individual patient data. Pediatrics. 2007 ; 119 : 579-85.

6） Rosenfeld RM, Vertrees JE, Carr J, et al. Clinical efficacy of antimicrobial drugs for acute otitis media : meta-analysis of 5400 children from thirty-three randomized trials. J Pediatr. 1994 ; 124 : 355-67.

7） Del Mar C, Glasziou P, Hayem M. Are antibiotics indicated as initial treatment for children with acute otitis media？ A meta-analysis. BMJ. 1997 ; 314 : 1526-9.

8） Gisselsson-Solen M. The importance of being specific – a meta-analysis evaluating the effect of antibiotics in acute otitis media. Int J Pediatr Otorhinolaryngol. 2014 ; 78 : 1221-7.

9） Paradise JL. Short-course antimicrobial treatment for acute otitis media : not best for infants and young children. JAMA. 1997 ; 278 : 1640-2.

10） Hotomi M, Yamanaka N, Samukawa T, Suzumoto M, Sakai A, Shimada J, Ikeda Y, Faden H. Treatment and outcome of severe and non-severe acute otitis media. Eur J Pediatr. 2005 ; 164 : 3-8.

11） Venekamp RP, Sanders SL, Glasziou PP, Del Mar CB, Rovers MM. Antibiotics for acute otitis media in children. Cochrane Database Syst Rev. 2015 ;（23）: CD000219.

12） Lieberthal AS, Carroll AE, Chonmaitree T, Ganiats TG, Hoberman A, Jackson MA, Joffe MD, Miller DT, Rosenfeld RM, Sevilla XD, Schwartz RH, Thomas PA, Tunkel DE. The diagnosis and management of acute otitis media. Pediatrics. 2013 ; 131 : e964-99.

13） Tähtinen PA, Laine MK, Ruuskanen O, Ruohola A. Delayed versus immediate antimicrobial treatment for acute otitis media. Pediatr Infect Dis J. 2012 ; 31 : 1227-32.

14） Siegel RM, Kiely M, Bien JP, Joseph EC, Davis JB, Mendel SG, Pestian JP, DeWitt TG. Treatment of otitis media with observation and a safety-net antibiotic prescription. Pediatrics. 2003 ; 112 : 527-31.

15） McCormick DP, Chonmaitree T, Pittman C, Saeed K, Friedman NR, Uchida T, Baldwin CD. Nonsevere acute otitis media : a clinical trial comparing outcomes of watchful waiting versus immediate antibiotic treatment. Pediatrics. 2005 ; 115 : 1455-65.

CQ 3-5 ▶ 鼓膜切開はどのような症例に適応となるか

推 奨	鼓膜切開は急性中耳炎の重症度に応じて推奨される。

推奨の強さ：推奨 　　エビデンスの質：C

○背　景○

　　急性中耳炎は，中耳の炎症と貯留液が病態であり，鼓膜切開による排膿，排液は病巣の治癒促進に有効である。しかし，鼓膜切開が急性中耳炎の治癒を有意に促進するというエビデンスレベルの高い報告は少ないのが現状である。

○益と害の評価○

- ・患者が受ける利益：耳痛，発熱，難聴などの臨床症状が早期に改善する。重症例では早期に鼓膜所見が改善する。原因菌の同定が可能となり，適切な抗菌薬治療を受けることができる。
- ・患者が受ける害・不利益：切開時の疼痛や不快，切開時の身体拘束，切開後の耳漏，穿孔の長期残存など。
- ・益と害のバランス：症状と鼓膜所見による症例選択により益は害より大きい。
- ・患者の希望：十分な説明と同意が必要である。
- ・例外規定：安全に実施できる技能と設備が必須であり，条件が整わない場合は実施すべきでない。

○解　説○

　　鼓膜切開が有効であった報告には，抗菌薬投与48時間後にも感染徴候が残存する症例に鼓膜切開を行い，切開48時間後に全例で臨床症状が改善したとする後ろ向き観察研究がある（Babin et al. 2003[1]）。保富らは，重症度に応じて鼓膜切開が必要であると論じている（保富ら2002[2]）。Nomuraらは症例対照研究において，鼓膜切開は滲出性中耳炎への移行を有意に減少させるが，急性中耳炎の早期再発と反復性中耳炎の予防には効果がなかったと報告している（Nomura et al. 2005[3]）。一方，RCTによって，重症例に鼓膜切開，抗菌薬投与，鼓膜切開と抗菌薬投与の3群を比較した検討では，抗菌薬投与に鼓膜切開を加えても有意な臨床効果は得られていない（van Buchem et al. 1985[4]）。Kaleidaらは，2歳以上の重症例を対象にRCTを実施し，AMPC，AMPCと鼓膜切開，placeboと鼓膜切開の群で成績を比較し，鼓膜切開とplaceboで治療した群は，他の群より有意に成績不良であったと報告し

ている (Kaleida et al. 1991[5])。この検討からは，鼓膜切開のみでは有効な治療とならないという結論は導かれるが，鼓膜切開が無効という成績ではない。さらにそれぞれの研究における重症例の定義に差がある点も考慮しなければならない。2009年に公表されたカナダ (Canadian Paediatric Society) の診療ガイドラインでは，二次治療の不成功例ならびに β-ラクタム系薬にアレルギーを有する例の一次治療が不成功であった例に限って，鼓膜穿刺を目的に耳鼻咽喉科医への紹介を推奨している (Forgie et al. 2009[6])。比較的新しい報告をみても，鼓膜切開は治療というよりも中耳腔の貯留液の証明が目的であり (Qureishi et al. 2014[7])，すべての小児で実施するのは難しいとする報告がある一方，原因菌の同定を行うために鼓膜切開を行うが，抗菌薬による治療効果がない場合にも鼓膜切開を施行すべきであるとする意見もみられる (Lieberthal et al. 2013[8])。

　しかし，鼓膜切開に関するエビデンスのほとんどが薬剤耐性菌が問題とならない時期あるいは地域で得られたものであるため，本邦における現状と異なり，PRSPやBLNARによる難治性，遷延性中耳炎は検討症例にほとんど含まれていないと考えられる。山中らは急性中耳炎重症例において，抗菌薬投与および鼓膜切開を行った群と抗菌薬のみによる治療を行った群を比較して，2週間後の鼓膜スコアが，鼓膜切開を加えた群が抗菌薬のみによる治療群に比べて，有意に改善したことを報告している (山中ら 2006[9])。

　また，宇野によると，重症度分類で重症例および臨床症状のうち耳痛スコアが高度の症例，発熱を認めた症例，鼓膜所見のうち発赤，膨隆を認めた症例および耳漏を認めなかった症例においては，鼓膜切開を施行した症例の方が鼓膜切開を施行しなかった症例に比べ早期の改善を認めたとしている (宇野 2008[10])。最終的な治療成績には両者で差を認めないものの，早期の改善率では鼓膜切開を施行した症例の方が勝ると同時に，重症例では鼓膜切開術を施行した症例の方が再燃・再発が有意に少なかったことを報告している。

　近年注目される薬剤耐性 (AMR) 対策の一環として考えたとき，鼓膜切開は抗菌薬に頼らない治療として，また適切な抗菌薬選択を促進する原因菌の同定手段としての役割が期待される。

　以上を総合的に勘案し，重症例，鼓膜膨隆が強く耳痛・発熱が高度の例には，患者本人あるいは保護者の希望に十分配慮した上で鼓膜切開が推奨される。ただし，この推奨は鼓膜切開が実施可能な耳鼻咽喉科医へのアクセスが良好な本邦の医療状況を前提としており，医師の専門領域によっては行うべきではない。医師の専門領域や経験により実施困難な場合に備え，鼓膜切開を実施可能な耳鼻咽喉科医に紹介できる体制の整備が望ましい。

【参考文献】

1）Babin E, Lemarchand V, Moreau S, Goullet de Rugy M, Valdazo A, Bequignon A. Failure of antibiotic therapy in acute otitis media. J Laryngol Otol. 2003；117：173-6.

2）保富宗城，山中　昇．薬剤耐性菌による難治性中耳炎の治療選択．ENTONI. 2002；15：15-22.

3）Nomura Y, Ishibashi T, Yano J, Ichikawa T, Shinogami M, Monobe H, Hirai R, Kaga K. Effect of myringotomy on prognosis in pediatric acute otitis media. Int J Pediatr Otorhinolaryngol. 2005；69：61-4.

4）van Buchem FL, Peeters MF, van't Hof MA. Acute otitis media：a new treatment strategy. BMJ. 1985；290：1033-7.

5）Kaleida PH, Casselbrant ML, Rockette HE, Paradise JL, Bluestone CD, Blatter MM, Reisinger KS, Wald ER, Supance JS. Amoxicillin or myringotomy or both for acute otitis media：Results of a randomized clinical trial. Pediatrics. 1991；87：466-74.

6）Forgie S, Zhanel G, Robinson J. Management of acute otitis media. Paediatr Child Health. 2009；14：457-64.

7）Qureishi A, Lee Y, Belfield K, Birchall JP, Daniel M. Update on otitis media- prevention and treatment. Infect Drug Resist. 2014；7：15-24.

8）Lieberthal AS, Carroll AE, Chonmaitree T, Ganiats TG, Hoberman A, Jackson MA, Joffe MD, Miller DT, Rosenfeld RM, Sevilla XD, Schwartz RH, Thomas PA, Tunkel DE. The diagnosis and management of acute otitis media. Pediatrics. 2013；131：e964-99.

9）山中　昇，保富宗城．TOF-27 鼓膜切開と抗菌薬による治療は効果に差がない？小児中耳炎のマネジメント（山中　昇，保富宗城著），大阪，医薬ジャーナル社，2006，pp73-6.

10）宇野芳史．小児急性中耳炎に対する鼓膜切開術の現況とその有効性について．小児耳鼻．2008；29：226-35.

CQ 3-6 ▶ 点耳薬は急性中耳炎に有効か

推　奨	鼓膜換気チューブ留置などで中耳腔に薬液が十分投与・到達可能な症例への使用を推奨する。なお，鼓膜穿孔のない症例には点耳薬は無効であり使用すべきでない。

推奨の強さ：推奨　　エビデンスの質：B

○背　景○

　点耳により中耳内に高濃度の抗菌薬投与が可能となり，症例を選択して適応となる。

○益と害の評価○

・患者が受ける利益：中耳内に点耳薬が十分投与・到達可能な状態で有効である。全身的な副作用がなく，鼻咽腔を含め全身の細菌叢に与える影響は少ない。

・患者が受ける害・不利益：保護者一人での実施は難しいことがある。

・益と害のバランス：有害事象は抗菌薬の経口投与に比べて少なく，中耳腔への交通が十分であれば益は害より大きい。

・患者の希望：保護者の状況と希望に配慮する。

・例外規定：鼓膜穿孔がない症例には使用しない。

○解　説○

　急性中耳炎で鼓膜換気チューブが留置され耳漏のある例にciprofloxacin（CPFX；0.3％）/dexamethasone（0.1％）を4滴，1日2回，7日間点耳と，経口のCVA/AMPC（42.9mg/600mg製剤）を1日2回，10日間投与の比較の報告では，点耳により有意に短期間で治癒が得られ，点耳は鼓膜換気チューブ留置中の耳漏の早期停止に有効と報告されている（Dohar et al. 2006[1]）。またvan Dongenらは，鼓膜換気チューブ留置中の耳漏に対してRCTを行い，hydrocortisone-bacitracin-colistin点耳薬，CVA/AMPC（7.5mg/30mg/kg/日）経口投与7日間，無投薬の3群で比較したところ，2週間後の判定で耳漏が継続しているものが，点耳群で5％，CVA/AMPC群で44％，無投薬群で55％と点耳薬群で有意に改善したと報告している（van Dongen et al. 2014[2]）。点耳薬の種類では，CPFX/dexamethasoneとofloxacin（OFLX）のRCTで，CPFX/dexamethasoneが有意に優れていると報告されている（Roland et al. 2004[3]）。Schmelzleらも，鼓膜換気チューブ留置中の小児

急性中耳炎症例への抗菌薬投与の有効性についてRCTを対象に検討し，鼓膜換気チューブ留置中の急性中耳炎には，コルチコステロイド含有の有無にかかわらず，fluoroquinolone局所投与により耳漏持続期間が短縮し，治療の選択肢となると報告している（Schmelzle et al. 2008[4]）。

　鼓膜切開後の点耳薬の有効性については，十分検討された報告は現在ない。鼓膜換気チューブは通常内径0.9〜1.5mmであり，鼓膜切開を十分大きく行えば，チューブ留置耳と同程度に有効であると推測される。特にレーザーによる鼓膜開窓では，1.0〜3.0mm程度の開窓を行うので，チューブ留置と条件はほぼ変わらない（Silverstein et al. 1996[5]）。ただしチューブ留置に比べて，徐々に切開孔が縮小するため，チューブ留置耳と同等の効果があるのは短期間である可能性が高く，正確な評価は今後の検討が待たれる。

　　註：アミノグリコシドと抗真菌薬は内耳毒性があるため点耳薬として使用しない（Venekamp et al. 2016[6]）。

【参考文献】

1) Dohar J, Giles W, Roland P, Bikhazi N, Carroll S, Moe R, Reese B, Dupre S, Wall M, Stroman D, McLean C, Crenshaw K. Topical ciprofloxacin/dexamethasone superior to oral amoxicillin/clavulanic acid in acute otitis media with otorrhea through tympanostomy tubes. Pediatrics. 2006；118：e561-9.

2) van Dongen TM, van der Heijden GJ, Venekamp RP, Rovers MM, Schilder AG. A trial of treatment for acute otorrhea in children with tympanostomy tubes. N Engl J Med. 2014；370：723-33.

3) Roland PS, Dohar JE, Lanier BJ, Hekkenburg R, Lane EM, Conroy PJ, Wall GM, Dupre SJ, Potts SL；CIPRODEX AOMT Study Group. Topical ciprofloxacin/dexamethasone otic suspension is superior to ofloxacin otic solution in the treatment of granulation tissue in children with acute otitis media with otorrhea through tympanostomy tubes. Otolaryngol Head Neck Surg. 2004；130：736-41.

4) Schmelzle J, Birtwhistle RV, Tan AK. Acute otitis media in children with tympanostomy tubes. Can Fam Physician. 2008；54：1123-7.

5) Silverstein H, Kuhn J, Choo D, Krespi YP, Rosenberg SI, Rowan PT. Laser-assisted tympanostomy. Laryngoscope. 1996；106：1067-74.

6) Venekamp RP, Prasad V, Hay AD. Are topical antibiotics an alternative to oral antibiotics for children with acute otitis media and ear discharge？BMJ. 2016；352：i308.

CQ 3-7 ▶ 抗ヒスタミン薬は急性中耳炎に有効か

推　奨	抗ヒスタミン薬は急性中耳炎には有効ではないため，投与すべきではない。

推奨の強さ：強い推奨（行わないことを強く推奨する）　　エビデンスの質：A

○背　景○

　　古くから抗ヒスタミン薬が，急性中耳炎などの炎症性疾患で，何らかの炎症を抑制する効果があるのではないかと漠然と考えられてきた。しかしながら，これまで抗ヒスタミン薬の急性中耳炎に対する有効性を示すエビデンスはない。

○益と害の評価○

・患者が受ける利益：急性中耳炎に抗ヒスタミン薬は無効であり，患者が受ける利益はない。

・患者が受ける害・不利益：眠気，活動性の低下，痙攣に対する悪影響などの副作用。本来不要な薬剤費。

・益と害のバランス：急性中耳炎に抗ヒスタミン薬は無効でありかつ有害事象も明らかであることから，害は益よりはるかに大きい。

・患者の希望：関与しない。

・例外規定：なし。

○解　説○

　　基礎的な研究では，急性中耳炎はウイルスや細菌による感染症であるが，そのウイルスや細菌がヒスタミンを産生することが明らかになっている（Chonmaitree et al. 1994[1]）。Chonmaitree らは，3 カ月～6 歳の急性中耳炎179 例に対して二重盲検 RCT を行い，placebo，ステロイド，抗ヒスタミン薬，ステロイドと抗ヒスタミン薬併用の4 群で比較検討した。急性中耳炎の治療効果はいずれの群も変わらず，逆に抗ヒスタミン薬の群では中耳貯留液の残存期間の延長を認めた（Chonmaitree et al. 2003[2]）。Flynn らは，13 編の RCT のメタアナリシスで，抗ヒスタミン薬あるいは消炎薬と placebo の比較，さらに抗ヒスタミン薬と消炎薬両者の投与と placebo を比較して，抗ヒスタミン薬ならびに消炎薬には有意な効果はみられないとしている（Flynn et al. 2002[3]）。さらに Coleman らは，15 編の RCT のメタアナリシスで，充血緩和薬と抗ヒスタミン薬の併用が急性中耳炎に有効かを検証するも有効性を認

めず，充血緩和薬の投与は推奨できず，抗ヒスタミン薬の標準投与も推奨していない（Coleman et al. 2008[4]）。

　なお急性中耳炎罹患時は，発熱をきたしている例も多く，熱性痙攣と抗ヒスタミン薬の関係の検討によると，抗ヒスタミン薬投与により，発熱から痙攣発症までの時間が短縮し，痙攣持続時間が長くなるとされる（Zolaly 2012[5]）。また，小児の急性脳症に影響する可能性がある薬剤として抗ヒスタミン薬もあげられており，不要な抗ヒスタミン薬の投与は避けることが強く求められている（山内ら2011[6]）。

【参考文献】

1) Chonmaitree T, Patel JA, Lett-Brown MA, Uchida T, Garofalo R, Owen MJ, Howie VM. Virus and bacteria enhance histamine production in middle ear fluids of children with acute otitis media. J Infect Dis. 1994；169：1265-70.

2) Chonmaitree T, Saeed K, Uchida T, Heikkinen T, Baldwin CD, Freeman DH Jr, McCormick DP. A randomized, placebo-controlled trial of the effect of antihistamine or corticosteroid treatment in acute otitis media. J Pediatr. 2003；143：377-85.

3) Flynn CA, Griffin GH, Schultz JK. Decongestants and antihistamines for acute otitis media in children. Cochrane Database Syst Rev. 2002；(1)：CD001727.

4) Coleman C, Moore M. Decongestants and antihistamines for acute otitis media in children. Cochrane Database Syst Rev. 2008；(3)：CD001727.

5) Zolaly MA. Histamine H1 antagonists and clinical characteristics of febrile seizures. Int J Gen Med. 2012；5：277-81.

6) 山内秀雄，市川高志，大澤真木子ら．小児の急性脳症．日本医薬情報センター編．重篤副作用疾患別対応マニュアル第5集．東京，日本医薬情報センター，2011：58-72.

CQ 3-8 ▶ 鼻処置は急性中耳炎に有効か

推　奨	鼻疾患を併発しているものでは，鼻処置も併せて行うことが治療の選択肢となる。

推奨の強さ：オプション　　　エビデンスの質：D

○背　景○

　急性中耳炎は先行する呼吸器感染症，特に鼻副鼻腔感染に続発することが知られている。また，小児急性中耳炎と急性鼻副鼻腔炎の原因菌は共通である。さらに鼻副鼻腔炎は小児急性中耳炎の難治化や再燃・再発の重要なリスクファクターとされる（山中ら2014[1]）。エビデンスは十分ではないものの，鼻処置は急性中耳炎の治癒に促進的に作用すると考えられる。

○益と害の評価○

・患者が受ける利益：鼻処置は急性中耳炎の治癒に促進的に作用する。
・患者が受ける害・不利益：処置時の鼻粘膜の損傷，鼻出血の可能性。医療機関で実施する場合の通院費，自宅で実施する場合は吸引装置の費用などのコスト。
・益と害のバランス：オリーブ管やソフトチューブの使用により，鼻粘膜の損傷の可能性は十分低い。鼻咽腔環境の改善を通して耳管機能の改善を図ることにより，急性中耳炎の治癒に促進的に作用する効果が期待され，益は害より大きい。
・患者の希望：保護者の希望を考慮する。
・例外規定：鼻疾患のない症例。

○解　説○

　鼻処置が急性中耳炎の治癒に有意であるか否かの検討は，十分にはなされていない。伊藤らは，急性中耳炎症例で鼻処置により鼻咽腔の細菌叢がどのように推移するかを前向き観察研究において検討し，鼻処置を行うと鼻咽腔の除菌率はPRSPで57％，BLNARで60％と報告している（伊藤ら2002[2]）。入間田らは，2週間抗菌薬を用いず，鼻洗浄で鼻汁，鼻汁検出菌の推移を前向き観察研究で検討し，鼻汁の量は55％が正常化，後鼻漏は71％が正常化，肺炎球菌の80％，インフルエンザ菌の60％の株で菌量が減少または消失したと報告している（入間田ら1999[3]）。また，鼻

　吸引器を使った鼻処置の前向き観察研究では，2カ月〜2歳の乳幼児に対し，鼻処置群（生理食塩水と吸引器での鼻処置）と生理食塩水のみの群で比較検討したところ，1カ月以上使用することにより，鼻処置を行った群で急性中耳炎のエピソードの減少をみた（Montanari et al. 2010[4]）。さらに，急性中耳炎の抗菌薬治療後に難治性中耳炎となったものの背景因子としては，鼻副鼻腔炎の合併が有意に多かったとの報告がある（山中ら2014[1]）。このような点からも，鼻処置は急性中耳炎治療に重要であると考えられる。鼻処置により鼻咽腔の細菌環境を健全化し耳管機能の改善を図ることは，急性中耳炎の治療に有益と推定される。

　なお，従来，鼻治療について言及する診療ガイドラインは本邦のもののみであったが，近年，イタリアのガイドラインにおいても鼻洗浄による鼻汁の除去が推奨されており（Marchisio et al. 2010[5]），鼻治療は重要な治療の一つであると海外でも認識されている。

【参考文献】

1) 山中　昇，内薗昭裕，宇野芳文，兼定啓子，澤田正一，末武光子，杉田麟也，冨山道夫，保富宗城，松原茂規．鼻副鼻腔炎併発は小児急性中耳炎難治化の危険因子である．耳鼻臨床．2014；107：381-6.

2) 伊藤真人，白井明子，吉崎智一，西村俊郎，三輪高喜，古川　仞．耳鼻咽喉科処置－鼻咽腔処置の有用性．耳鼻臨床．2002；95：145-51.

3) 入間田美保子，末武光子，高柳玲子，遠藤広子．乳幼児副鼻腔疾患に対する簡易鼻洗浄の有効性．日鼻誌．1999；38：230-4.

4) Montanari G, Ceschin F, Masotti S, Bravi F, Chinea B, Quartarone G. Observational study on the performance of the Narhinel method (nasal aspirator and physiological saline solution) versus physiological saline solution in the prevention of recurrences of viral rhinitis and associated complications of the upper respiratory tract infections (URTI), with a special focus on acute rhinosinusitis and acute otitis of the middle ear. Minerva Pediatr. 2010；62：9-16, 17-21.

5) Marchisio P, Bellussi L, Di Mauro G, Doria M, Felisati G, Longhi R, Novelli A, Speciale A, Mansi N, Principi N. Acute otitis media：From diagnosis to prevention. Summary of the Italian guideline. Int J Pediatr Otorhinolaryngol. 2010；74：1209-16.

ＣＱ 3-9　反復性中耳炎に対して鼓膜換気チューブは有効か

推　奨	反復性中耳炎の治療として鼓膜換気チューブ留置を推奨する。

推奨の強さ：推奨　　エビデンスの質：Ｂ

○背　景○

　反復性中耳炎は過去6カ月以内に3回以上，12カ月以内に4回以上の急性中耳炎に罹患する場合と定義される（p.47「CQ1-5」参照）。反復性中耳炎には，繰り返す中耳炎の各エピソード間で中耳貯留液が遷延するタイプと，中耳貯留液が消失して含気化が改善するタイプに分類される。これらのうち，前者に対して鼓膜換気チューブを留置することにより，その有効性が期待される（Rosenfeld et al. 2013[1]）。

○益と害の評価○

・患者が受ける利益：反復性中耳炎の頻度が減少する。点耳抗菌薬の使用が可能となる。

・患者が受ける害・不利益：鼓膜麻酔下に行う場合は，手術時の疼痛や不快，切開時の身体拘束。全身麻酔下に行う場合は全身麻酔のリスク。チューブ留置中の耳漏，チューブ脱落・抜去後の鼓膜石灰化，鼓膜穿孔の残存等の鼓膜への有害事象。

・益と害のバランス：短期型チューブを選択することにより鼓膜穿孔残存などの有害事象が減少し，益は害より大きい。

・患者の希望：十分な説明と同意が必要である。

・例外規定：なし。

○解　説○

　反復性中耳炎の治療としては，保存的治療と外科的治療がある。このうち外科的治療としては，鼓膜切開術，鼓膜換気チューブ留置術と鼓膜換気チューブ留置術にアデノイド切除術を併用する方法がある。外科的治療として，アデノイド切除術はRCTで，反復性中耳炎の頻度を減少させることはなく，予防効果もないとされている（Oomen et al. 2005[2]，Hammaren-Malmi et al. 2005[3]，Koivunen et al. 2004[4]）。Kujalaらも，鼓膜換気チューブに加えアデノイド切除術を施行しても治療の上乗

せ効果はないと報告しており（Kujala et al. 2012[5]），反復性中耳炎に対する外科的治療として，アデノイド切除術は推奨されない。

　鼓膜切開術は本邦の症例対照研究で，反復性中耳炎の発症頻度低下に有意な効果は認められていないが（Nomura et al. 2005[6]），鼓膜換気チューブの1年あるいは1カ月の留置で罹患頻度の有意な低下が示されている（宇野2007a[7]，b[8]）。海外においても，1年間については，急性中耳炎の罹患回数の減少が報告されており，また特に疼痛や保護者のQOLに関して改善効果があるとされている（Whittemore 2013[9]）。しかし本人，保護者のQOLには変化がないとする報告もあり見解は一致していない（Kujala et al. 2014[10]）。Cochrane Reviewでは，鼓膜換気チューブ留置後6カ月以内であれば，急性中耳炎の反復頻度を減少させる効果が見られたとするRCTが2編あったとしている（Gebhart 1981[11]，El-Sayed 1996[12]）。しかし，これら2編でも，その結果については統計学的有意差があるとするもの（Gebhart 1981[11]）と，統計学的有意差がないとするもの（El-Sayed 1996[12]）とに分かれており，無作為化に厳密性を欠くなどのバイアスリスクを伴うことから，反復性中耳炎に対する鼓膜換気チューブの有効性を結論づけるには今後の検討を要するとしている。すなわち，反復性中耳炎に対する鼓膜換気チューブの効果については，現在のところ短期間の有効性には限定的ながらエビデンスはあるものの，長期にわたる有効性については確認されていない。

　鼓膜換気チューブの留置においては，留置中およびチューブ抜去後にさまざまな合併症が認められる。特にチューブ抜去後の鼓膜穿孔の残存が問題となる。チューブ留置の有害事象についてのシステマティックレビュー（Kay et al. 2001[13]）によると，チューブ抜去後の鼓膜穿孔の残存率は短期留置型で2.2％，長期留置型で16.6％であるとされている。滲出性中耳炎と異なり，反復性中耳炎で鼓膜換気チューブの長期の留置が必要になることは少なく，術後の鼓膜穿孔の残存率も長期留置型では短期留置型よりも高率であることから，益と害のバランスを考慮し，反復性中耳炎に対する鼓膜換気チューブは短期留置型を使用することが推奨される。

　　註：鼓膜換気チューブ留置術は急性中耳炎および反復性中耳炎では保険適用外である。

【参考文献】

1）Rosenfeld RM, Schwartz SR, Pynnonen MA, Tunkel DE, Hussey HM, Fichera JS, Grimes AM, Hackell JM, Harrison MF, Haskell H, Haynes DS, Kim TW, Lafreniere DC, LeBlanc K, Mackey WL, Netterville JL, Pipan ME, Raol NP, Schellhase KG. Clinicl practice guideline：Tympanostomy tubes in children. Otolaryngol Head Neck Surg. 2013；149（1 Suppl）：S1-35.

2）Oomen KP, Rovers MM, van den Akker EH, van Staaij BK, Hoes AW, Schilder AG. Effect of adenotonsillectomy on middle ear status in children. Laryngoscope. 2005；115：731-4.

3）Hammaren-Malmi S, Saxen H, Tarkkanen J, Mattila PS. Adenoidectomy does not significantly reduce the incidence of otitis media in conjunction with the insertion of tympanostomy tubes in children who are younger than 4 years：a randomized trial. Pediatrics. 2005；116：185-9.

4）Koivunen P, Uhari M, Luotonen J, Kristo A, Raski R, Pokka T, Alho OP. Adenoidectomy versus chemoprophylaxis and placebo for recurrent acute otitis media in children aged under 2 years：randomised controlled trial. BMJ (Clinical research ed.) . 2004；328：487.

5）Kujala T, Alho OP, Luotonen J, Kristo A, Uhari M, Renko M, Kontiokari T, Pokka T, Koivunen P. Tympanostomy with and without adenoidectomy for the prevention of recurrences of acute otitis media：a randomized controlled trial. Pediatr Infect Dis J. 2012；31：565-9.

6）Nomura Y, Ishibashi T, Yano J, Ichikawa T, Shinogami M, Monobe H, Hirai R, Kaga K. Effect of myringotomy on prognosis in pediatric acute otitis media. Int J Pediatr Otorhinolaryngol. 2005；69：61-4.

7）宇野芳史．小児難治性反復性中耳炎に対する長期鼓膜換気チューブ留置術の有効性について．Otol Jpn. 2007 (a)；17：16-25.

8）宇野芳史．小児難治性反復性中耳炎に対する短期鼓膜換気チューブ留置術の有効性について．Otol Jpn. 2007 (b)；17：194-202.

9）Whittemore KR Jr. In response to What is the role of tympanostomy tubes in the treatment of recurrent acute otitis media？ Laryngoscope. 2013；123：E128.

10）Kujala T, Alho O-P, Kristo A, Uhari M, Renko M, Pokka T, Koivunen P. Quality of life after surgery for recurrent otitis media in a randomized controlled trial. Pediatr Infect Dis J. 2014；33：715-9.

11）Gebhart DE. Tympanostomy tube in the otitis media prone child. Laryngoscope. 1981；91：849-66.

12）El-Sayed Y. Treatment of recurrent acute otitids media chemoprophylaxis versus ventilation tubes. Australian J Otolaryngol. 1996；2：352-5.

13）Kay DJ, Nelson M, Rosenfeld RM. Meta-analysis of tympanostomy tube sequelae. Otolaryngol Head Nack Surg. 2001；124：372-80.

CQ 3-10 ▶ 反復性中耳炎に対して漢方薬は有効か

推　奨	補剤である十全大補湯は，免疫賦活・栄養状態改善などを通して中耳炎罹患回数の減少効果を有し，反復性中耳炎に対する使用が推奨される。

推奨の強さ：推奨　　エビデンスの質：B

○背　景○

　　反復性中耳炎は2歳未満の免疫能の低い乳幼児に高頻度に認められ，このような乳幼児に免疫賦活・栄養状態改善作用のある補剤の一種である十全大補湯の有効性が報告されている。

○益と害の評価○

・患者が受ける利益：観血的治療以外の方法で反復性中耳炎の反復回数が減少する。

・患者が受ける害・不利益：まれな副作用（偽アルドステロン症），薬剤の費用。

・益と害のバランス：副作用はまれであり，益は害より大きい。

・患者の希望：保護者の希望を考慮する。

・例外規定：なし。

○解　説○

　　基本的な生命機能を維持する体力が低下して起こる種々の状態に対し，漢方では足りないものを補う治療法，すなわち補剤の投与が行われる。これにより身体の恒常性を回復させる。代表的な補剤としては，十全大補湯と補中益気湯がある。補剤に関する基礎的・臨床的研究が多く報告されており，宿主の免疫賦活作用と生体防御機能の向上，感染症に対する有効性が証明されつつある。臨床的にはライノウイルス感染抑制効果，COPD患者における感冒罹患回数の減少と体重増加，MRSA感染防御効果，カンジダ感染症に対する有用性が報告されている。さらに乳幼児の肛門周囲膿瘍・痔瘻に有効であり，標準的治療法の一つとなりつつある。基礎的研究においては，十全大補湯の効果としてマクロファージのIL-12の産生増加，リンパ球のIL-2，4，5とインターフェロンγの産生増加，さらにはNK細胞活性上昇などが明らかになっている。

　　Maruyamaらは，反復性中耳炎の乳幼児に十全大補湯を3カ月間投与し，急性中

耳炎罹患頻度の減少，発熱期間および抗菌薬投与期間の減少，救急外来受診回数の減少が観察され，その有効率を95.2％と報告した（Maruyama et al. 2009[1]）。さらにItoらは6〜18カ月の反復性中耳炎児を対象にRCTを行い，十全大補湯非投与群の急性中耳炎罹患回数が1.07±0.72回/月だったのに対し，投与群では0.61±0.54回/月と有意に減少したことを報告した（Ito et al. 2017[2]）。また同報告では，感冒の罹患頻度，抗菌薬投与日数も有意に減少したが，鼓膜換気チューブ留置の頻度に有意差を認めなかった。

　　註：十全大補湯の保険診療上の適応症は「病後の体力低下，疲労倦怠，食欲不振，ね
　　　　あせ，手足の冷え，貧血」である（2024年2月時点）。

【参考文献】

1) Maruyama Y, Hoshida S, Furukawa M, Ito M. Effects of Japanese herbal medicine, Juzentai-ho-to, in otitis-prone children-a preliminary study. Acta Otolaryngol. 2009；129：14-8.
2) Ito M, Maruyama Y, Kitamura K, Kobayashi T, Takahashi H, Yamanaka N, Harabuchi Y, Origasa H, Yoshizaki T. Randomized controlled trial of juzen-taiho-to in children with recurrent acute otitis media. Auris Nasus Larynx. 2017；44：390-7.

CQ 3-11 反復性中耳炎に対して免疫グロブリン製剤は有効か

推　奨	IgG2低下を伴う反復性中耳炎に対して他の治療が無効な場合に推奨される。

推奨の強さ：推奨　　エビデンスの質：C

○背　景○

　　反復性中耳炎症例の中にIgG2が低値を示す症例がある。このような症例の中に免疫グロブリン製剤の点滴静注が有効な例が含まれる。他の治療が無効で血清IgG2値が80mg/dL未満の反復性中耳炎症例に対して，保護者の希望を十分考慮した上で免疫グロブリン製剤の点滴静注が推奨される。

○益と害の評価○

・患者が受ける利益：血清IgG2低値に起因する反復性中耳炎の反復回数が減少する。

・患者が受ける害・不利益：血液製剤に共通する有害事象としてウイルス混入の可能性はゼロではない。

・益と害のバランス：ウイルス混入に対する十分な対策が実施されており，他の治療に抵抗する血清IgG2低値を示す反復性中耳炎に対して，益は害より大きい。

・患者の希望：患者家族の希望を十分に考慮した上で，文書による説明と同意が不可欠である。

・例外規定：血清IgG2値が80mg/dL以上の症例。

○解　説○

　　IgGサブクラスには1～4の分画があり，その中でIgG2には肺炎球菌とインフルエンザ菌の多糖類に対する抗体が含まれる。

　　反復性中耳炎など感染症を反復する例の中に，IgG2が低値を示す例がある。急性中耳炎の原因菌である肺炎球菌とインフルエンザ菌に対する防御抗体は，IgG2分画に含まれる。IgG2低値は，これらの抗体産生が不十分であることを示し，感染反復の原因となる。この場合，IgG2分画を含む免疫グロブリン製剤を補充することによる抗体価の上昇により，感染を防ぐことができる。

　　IgG2の低下とはIgG2値が80mg/dL未満のものをいい，中でも30mg/dL未満は

欠損といわれる。IgG2値の低下には，先天的遺伝子欠損等によって永続的にIgG2産生低下を示す症例のほかに，免疫学的な成長の遅れによって一過性にIgG2低値を示す症例が含まれる。初期段階で両者の鑑別は難しい場合がある。先天的なIgGサブクラス欠損症は原発性免疫不全症候群（PID：primary immunodeficiency）の一つであり，小児慢性特定疾患に指定されている。

　IgG2が低下している場合には，原因の如何を問わず免疫グロブリン製剤の点滴静注療法の有効性が示されている。急性中耳炎の反復例や重篤な感染症を併発している場合には，IgGサブクラス欠損症の可能性を念頭においた精査が必要である。

　血清IgG2のカットオフ値を80mg/dLと定義したのは，1998年に﨑山らが静注用免疫グロブリン製剤（IVIG：intravenous immunoglobulin）による感染予防効果を多施設共同研究で実施した際に，症例採択基準をIgG2＜80mg/dL未満としたことに基づく（﨑山ら1998[1]）。Hotomiらも反復性中耳炎における免疫能についての研究から，反復性中耳炎患児の13.9％に血清中IgG2の低値を認めることを報告している（Hotomi et al. 1999[2]）。本邦における反復性中耳炎に対する静注用グロブリン製剤の有効性については末武らをはじめとした報告があり，乳幼児の反復性中耳炎に対して免疫グロブリン製剤の投与を行った結果，急性中耳炎反復回数は162回/147カ月から11回/162カ月と低下し，73％の症例でティンパノグラムがA型に改善したことが報告されている。特に急性中耳炎初発から免疫グロブリン製剤投与開始までの期間が短いものほど効果が大きく，ティンパノグラムが正常化しやすいことが報告されている（末武ら1995[3]，石坂ら1992[4]）。

　ただし，免疫グロブリン製剤は血漿分画製剤であり，保護者の希望を十分考慮する必要がある。すなわち，これを用いる際には血液由来のウイルス感染症の可能性を含めた十分な説明と同意が必要である。血漿分画製剤の安全性確保については「ウイルス安全性確保に関するガイドライン」［医薬発1047号，平成11（1999）年8月30日］に準拠する。さらに，生ワクチンの接種は免疫グロブリン製剤投与後3カ月以上後とすること，生ワクチン接種後14日以内に免疫グロブリン製剤を投与した場合は，投与後3カ月以上経過した後に生ワクチンを再接種することなど，生ワクチンの接種時期と間隔には注意が必要である。

　　註：一部の静注用免疫グロブリン製剤については特定の条件を満たす場合に限り，2015年に反復性中耳炎に対する保険適用が追加された。条件は「血清IgG2値の低下（＜80mg/dL）が持続する，肺炎球菌又はインフルエンザ菌が原因菌である，ワクチン接種による予防及び適切な治療を行っても十分な効果を得られず過去6か月間に4回以上繰り返す」場合である。反復回数の定義が本ガイドラインとは異なる点に注意が必要である。

【参考文献】
1）崎山幸雄，小宮山淳，白木和夫，他．急性中耳炎，急性下気道炎を反復するIgG2欠乏症に対する静注用免疫グロブリン（GB-0998）療法の予防効果．日本臨床免疫学会会誌．1998；21：70-9.
2）Hotomi M, Yamanaka N, Saito T, et al. Antibody responses to the outer membrane protein P6 of non-typeable Haemophilus influenzae and pneumococcal capsular polysaccharides in otitis-prone children. Acta Otolaryngol. 1999；119：703-7.
3）末武光子，遠藤広子，下田春海，大山健二，入間田美保子，綿谷秀弥，朴沢孝治，小林俊光，高坂知節．免疫グロブリン製剤による乳幼児反復性中耳炎の治療．Otol Jpn. 1995；5：132-7.
4）石坂明人，大津　真，小島公一，崎山幸雄，小堤圀雄，他．乳児期反復性細菌性中耳炎に対する静性用免疫グロブリン製剤による治療の試み．日本小児科学会誌．1992；96：1696-701.

4　小児急性中耳炎症例の治療アルゴリズム

（巻末カラー参照）

　　以下の図はエビデンスのレビューの結果と，本ガイドライン作成委員会のエキスパートオピニオンを組み合わせて作成した一般的なケースで推奨される方法を示しているものであり，実地臨床ではそれぞれ固有の状況を考慮して治療にあたる必要がある。この軽症，中等症，重症の各々の治療アルゴリズムで，三次治療においても軽快しない例は難治例とする。難治例の診療については，本ガイドラインでは対象としていない。

　　最後に，軽症から重症例すべてに通ずる治療の考え方を「治療アルゴリズムのまとめ」として提示した。このまとめは，本ガイドラインが推奨する治療選択の理解を助けることを目的としている。治療選択の細部に関しては，各重症度のアルゴリズムの参照を想定している。

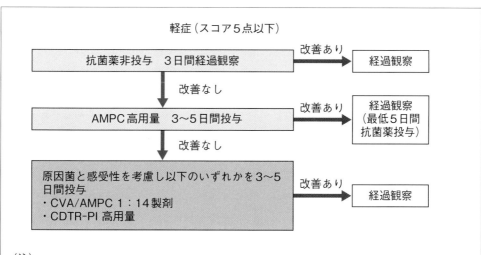

（注）
・抗菌薬投与3〜4日目の観察が望ましい。
・耳痛，発熱（38.5℃以上）に対してacetaminophen 10〜15mg/kg（頓用）が選択肢となる（CQ3-2参照）。
・鼻所見がある場合には鼻処置も併用する（CQ3-8参照）。
・上咽頭（鼻咽腔）あるいは，中耳貯留液か耳漏の細菌検査を行う（第3章4参照）。
　細菌検査や肺炎球菌迅速診断の結果も参考の上，適切な抗菌薬を選択する。
・抗菌薬投与時の下痢の予防として，耐性乳酸菌や酪酸菌製剤の併用を選択する。
・抗菌薬投与後に臨床症状が悪化する場合，抗菌薬の変更を考慮する。
・ピボキシル基を有する抗菌薬については，二次性低カルニチン血症の発症に十分注意する。
・抗菌薬投与量は下記の用量を超えない。
　　AMPC　　：1回45mg/kg, 1日90mg/kg
　　CDTR-PI：1回200mg, 1日600mg
・経過観察は初診時より3週までとする。

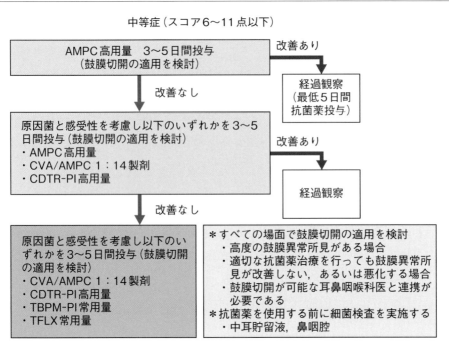

中等症（スコア6〜11点以下）

AMPC高用量　3〜5日間投与
（鼓膜切開の適用を検討）

改善あり → 経過観察
（最低5日間
抗菌薬投与）

改善なし

原因菌と感受性を考慮し以下のいずれかを3〜5日間投与（鼓膜切開の適用を検討）
・AMPC高用量
・CVA/AMPC 1：14製剤
・CDTR-PI高用量

改善あり → 経過観察

改善なし

原因菌と感受性を考慮し以下のいずれかを3〜5日間投与（鼓膜切開の適用を検討）
・CVA/AMPC 1：14製剤
・CDTR-PI高用量
・TBPM-PI常用量
・TFLX常用量

＊すべての場面で鼓膜切開の適用を検討
　・高度の鼓膜異常所見がある場合
　・適切な抗菌薬治療を行っても鼓膜異常所見が改善しない，あるいは悪化する場合
　・鼓膜切開が可能な耳鼻咽喉科医と連携が必要である
＊抗菌薬を使用する前に細菌検査を実施する
　・中耳貯留液，鼻咽腔

（注）
・抗菌薬投与3〜4日目の観察が望ましい。
・耳痛，発熱（38.5℃以上）に対してacetaminophen 10〜15mg/kg（頓用）が選択肢となる（CQ3-2参照）。
・鼻所見がある場合には鼻処置も併用する（CQ3-8参照）。
・抗菌薬投与時の下痢の予防として，耐性乳酸菌や酪酸菌製剤の併用を選択する。
・抗菌薬投与後に臨床症状が悪化する場合，抗菌薬の変更を考慮する。
・ピボキシル基を有する抗菌薬については，二次性低カルニチン血症の発症に十分注意する。
・TBPM-PIの投与期間は7日間以内を目安とする。
・抗菌薬投与量は下記の用量を超えない。
　　AMPC　　：1回45mg/kg, 1日90mg/kg
　　CDTR-PI：1回200mg, 1日600mg
　　TBPM-PI：1回300mg, 1日600mg
　　TFLX　　：1回180mg, 1日360mg
・経過観察は初診時より3週までとする。

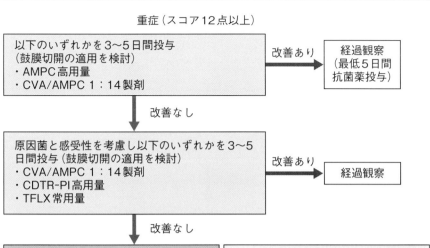

（注）
・抗菌薬投与3～4日目の観察が望ましい。
・耳痛，発熱（38.5℃以上）に対してacetaminophen 10～15mg/kg（頓用）が選択肢となる（CQ3-2参照）。
・鼻所見がある場合には鼻処置も併用する（CQ3-8参照）。
・抗菌薬投与時の下痢の予防として，耐性乳酸菌や酪酸菌製剤の併用を選択する。
・抗菌薬投与後に臨床症状が悪化する場合，抗菌薬の変更を考慮する。
・ピボキシル基を有する抗菌薬については，二次性低カルニチン血症の発症に十分注意する。
・TBPM-PIの投与期間は7日間以内を目安とする。
・抗菌薬投与量は下記の用量を超えない。
　　AMPC　　：1回45mg/kg, 1日90mg/kg
　　CDTR-PI：1回200mg, 1日600mg
　　TBPM-PI：1回300mg, 1日600mg
　　TFLX　　：1回180mg, 1日360mg
・経過観察は初診時より3週までとする。

小児急性中耳炎治療アルゴリズムのまとめ（考え方）

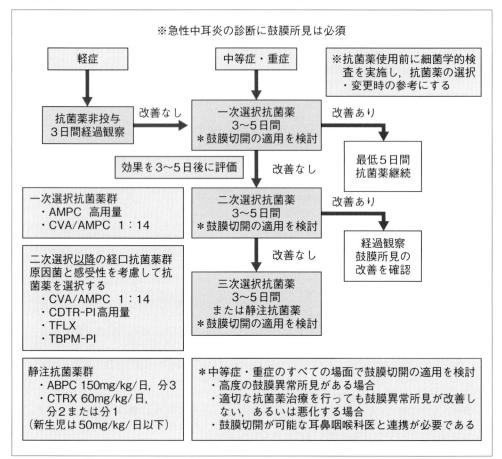

【参考文献】

1) Seki H, Shiohara M, Matsumura T, Miyagawa N, Tanaka M, Komiyama A, Kurata S. Prevention of antibiotic-associated diarrhea in children by Clostridium butyricum MIYAIRI. Pediatr Int. 2003；45：86-90.

2) Shimbo I, Yamaguchi T, Odaka T, Nakajima K, Koide A, Koyama H, Saisho H. Effect of Clostridium butyricum on fecal flora in Helicobacter pylori eradication therapy. World J Gastroenterol. 2005；11：7520-4.

3) Imase K, Takahashi M, Tanaka A, Tokunaga K, Sugano H, Tanaka M, Ishida H, Kamiya S, Takahashi S. Efficacy of Clostridium butyricum preparation concomitantly with Helicobacter pylori eradication therapy in relation to changes in the intestinal microbiota. Microbiol Immunol. 2008；52：156-61.

4) 干倉　晋, 滝　芳樹, 井上賢治, 宮川恭一. 抗生物質投与時の下痢に対する活性酪酸菌製剤（ミヤBM）の予防効果. 小児科臨床. 1988；41：2409-14.

5) McFarland LV. Meta-analysis of probiotics for the prevention of antibiotic associated diarrhea and the treatment of Clostridium difficile disease. Am J Gastroenterol. 2006；101：812-22.

6）伊藤　進，吉川徳茂，板橋家頭夫，岩田　敏，宇理須厚雄，大浦敏博，大塚頌子，河田　興，佐地　勉，佐藤淳子，中川雅生，中村秀文，牧本　敦，森　雅亮，日本小児科学会薬事委員会．ピボキシル基含有抗菌薬投与による二次性カルニチン欠乏症への注意喚起．小児科学会誌．2012；116：804-6.

第 3 章

参考資料

1 用語の定義と解説

1) 難治性中耳炎 (難治性急性中耳炎) refractory acute otitis media

急性中耳炎診療における難治性中耳炎とは，治療に抵抗する急性中耳炎で，本ガイドラインの一連のアルゴリズムに準じた治療を完了しても，初診時の臨床症状や鼓膜所見が改善せず，さらなる治療を要する状態と定義する。

薬剤感受性を考慮した抗菌薬を選択の上，必要十分と考えられる量による抗菌薬治療と鼓膜切開による排膿を行っても高度の鼓膜異常所見が持続している場合，宿主の免疫能，好中球機能異常，易感染性，胃食道逆流現象 (GER)，胃食道逆流症 (GERD) などの個体の状態 (Velepic et al. 2000[1]，Tasker et al. 2002[2]，Rozmanic et al. 2002[3]，Miura et al. 2012[4]) と原因菌を再考し，抗菌薬，鼓膜切開や鼓膜換気チューブ留置 (宇野2007a[5]，b[6]) を含む局所処置などを含めた治療や，抗菌薬静脈内投与などの治療を考慮する必要がある。

2) 遷延性中耳炎 (遷延性急性中耳炎) persistent acute otitis media

遷延性急性中耳炎とは，耳痛・発熱などの急性症状が顕在化せずに，急性中耳炎と同様の鼓膜所見が3週間以上持続している状態と定義する。

3) 反復性中耳炎 (反復性急性中耳炎) recurrent acute otitis media
(p.47「CQ1-5」参照)

> 註：難治性，遷延性急性中耳炎の定義は多くの議論がある。反復性，遷延性も含めて難治性急性中耳炎として取り扱うこともある。

4) 再 燃 relapse

症状，所見に改善傾向がみられたにもかかわらず，再び鼓膜所見が悪化し，急性中耳炎の症状を呈してきたもの。

5) 再 発 recurrence

いったん鼓膜所見が正常化したにもかかわらず，3週間以内に急性中耳炎を発症したもの。

【参考文献】

1) Velepic M, Rozmanic V, Velepic M, Bonifacic M. Gastroesophageal reflux, allergy and chronic tubotympanal disorders in children. Int J Pedatric Otorhinolaryngol. 2000 ; 55 : 187-90.
2) Tasker A, Dettmar PW, Panetti M, Koufman JA, P Birchall J, Pearson JP. Is gastric reflux a

cause of otitis media with effusion in children ？ Laryngoscope. 2002 ; 112 ; 1930-4.

3) Rozmanic V, Velepic M, Ahel V, Bonifacic D, Velepic M. Prolonged esophageal pH monitoring in the evaluation of gastroesophageal reflux in children with chronic tubotympanal disorders. J Pediatr Gastroentrol Nutr. 2002 ; 34 ; 278-80.

4) Miura MS, Mascaro M, Rosenfeld RM. Association between otitis media and gastroesophageal reflux ; a systematic review. Otolaryngol Head Neck Surg. 2012 ; 146 ; 345-52.

5) 宇野芳史. 小児難治性反復性中耳炎に対する長期鼓膜換気チューブ留置術の有効性について. Otol Jpn. 2007 (a) ; 17 ; 16-25.

6) 宇野芳史. 小児難治性反復性中耳炎に対する短期鼓膜換気チューブ留置術の有効性について. Otol Jpn. 2007 (b) ; 17 ; 194-202.

2　薬剤感受性による肺炎球菌の分類

　　肺炎球菌の薬剤感受性は1998年に改訂されたアメリカ臨床検査標準委員会（NCCLS：National Committee for Clinical Laboratory Standards）の基準により，penicillin G（PCG）の最小発育阻止濃度（MIC：minimal inhibitory concentration）に基づき定義されている。すなわち，PCGの感受性に基づき，**表15**のように分類される。なお，臨床検査標準委員会（CLSI：Clinical & Laboratory Standard Institute；2005年NCCLSから改称）は2008年1月に，肺炎球菌のMICをペニシリン非経口投与（髄膜炎），ペニシリン非経口投与（非髄膜炎），ペニシリン経口投与の3つのカテゴリー別に分類した。これは，2021年版でも変更がない。本ガイドラインでは，急性中耳炎治療が経口抗菌薬の使用が中心となることから，経口投与による感受性分類を採用した。その結果，分類基準は1998年と変更がない。

【参考文献】

1) Clinical and Laboratory Standards Institute. Performance Standards for Antimicrobial Susceptibility Testing. 2021 ; M100, 31st ed. ; 92-97.

3　薬剤感受性によるインフルエンザ菌の分類

　　インフルエンザ菌の中にはβ-ラクタマーゼを産生することなく，アンピシリン（ABPC：ampicillin）に耐性を示すものがあり，これをβ-ラクタマーゼ非産生アンピシリン耐性（BLNAR）と称している。BLNARではインフルエンザ菌の分裂時に形成される隔壁合成酵素PBP3をコードする遺伝子に変異が生じており，少なくとも3カ所に耐性化に影響する遺伝子変異が確認されている。1カ所に変異をもつ菌では耐性レベルは軽度であり，2カ所に変異を伴う場合は耐性化のレベルが上昇する。前者はBLNAI（あるいはLow BLNAR），後者をHigh BLNAR（あるいは単にBLNAR）に相当する。本邦ではBLNAIの定義を1μg/mL以上とするものと2μg/

表15 薬剤感受性による肺炎球菌の分類

肺炎球菌
PSSP（ペニシリン感性肺炎球菌：penicillin susceptible *Streptococcus pneumoniae*） PISP（ペニシリン中等度耐性肺炎球菌：penicillin intermediately resistant *S. pneumoniae*） PRSP（ペニシリン耐性肺炎球菌：penicillin resistant *S. pneumoniae*） ◆PCGのMICにより分類 　　PSSP：MIC 0.06 μg/mL 以下 　　PISP：MIC 0.125～1 μg/mL 　　PRSP：MIC 2 μg/mL 以上
【参考】
1. ペニシリン非経口投与（髄膜炎）　　感受性（MIC≦0.06 μg/mL）， 　　　　　　　　　　　　　　　　　　　耐性（MIC≧0.12 μg/mL） 　　2. ペニシリン非経口投与（非髄膜炎）　感受性（MIC≦2 μg/mL）， 　　　　　　　　　　　　　　　　　　　中等度耐性（MIC＝4 μg/mL）， 　　　　　　　　　　　　　　　　　　　耐性（MIC≧8 μg/mL） 　　3. ペニシリン経口投与　　　　　　　　感受性（MIC≦0.06 μg/mL）， 　　　　　　　　　　　　　　　　　　　中等度耐性（MIC 0.12～1 μg/mL）， 　　　　　　　　　　　　　　　　　　　耐性（MIC≧2 μg/mL）

表16 薬剤感受性によるインフルエンザ菌の分類

インフルエンザ菌
BLNAS（β-ラクタマーゼ非産生アンピシリン感性：β-lactamase non-producing ampicillin susceptible） BLNAI（β-ラクタマーゼ非産生アンピシリン中等度耐性：β-lactamase non-producing ampicillin intermediately resistant） BLNAR（β-ラクタマーゼ非産生アンピシリン耐性：β-lactamase non-producing ampicillin resistant） BLPAR（β-ラクタマーゼ産生アンピシリン耐性：β-lactamase producing ampicillin resistant） BLPACR（β-ラクタマーゼ産生アモキシシリン・クラブラン酸耐性：β-lactamase producing amoxicillin clavulanate resistant） ◆ABPC あるいは CVA/ABPC の MIC により分類 　　BLNAS：ABPC の MIC≦1 μg/mL 　　BLNAI：ABPC の MIC＝2 μg/mL（1 μg/mL を含める場合もある。） 　　BLANR：ABPC の MIC≧4 μg/mL 　　BLPAR：β-ラクタマーゼを産生し，かつ CVA/AMPC の MIC≦2/4 μg/mL 　　BLPACR：βラクタマーゼを産生し，かつ CVA/AMPC の MIC≧4/8 μg/mL

mL以上とするものがあるが，**図3**（p.14）ではBLNARは4 μg/mL以上，BLNAIは 2 μg/mLを基準値に用いている。

　一方，β-ラクタマーゼを産生してABPCに耐性を示すインフルエンザ菌を BLPARと呼ぶ。さらに，β-ラクタマーゼ産生とPBP3の遺伝子変異という二重の

耐性機構を兼ね備えたインフルエンザ菌がBLPACRに相当する（**表16**）。

4　細菌学的検査

1) 意　義

　感染症治療は，原因菌の同定と薬剤感受性試験に基づいた抗菌薬の選択を基本とし，小児急性中耳炎も同様である。培養検査を理解し有効に活用することにより，小児急性中耳炎を正しく診断し，その原因微生物を特定して有効な治療方針を得ることが重要である。

2) 検体採取

(1) 検体採取のタイミング

　原則として，検体採取は初診時，抗菌薬投与前に行う。

(2) 検体材料と採取方法

　小児急性中耳炎では，中耳貯留液あるいは耳漏から検体を採取する。鼓膜切開を施行しない場合や，耳漏が見られない場合は，上咽頭より鼻咽腔ぬぐい液を採取する。中耳貯留液または耳漏からの培養検査が陰性である場合もしばしばみられることから，中耳貯留液または耳漏を採取できる場合でも可能であれば上咽頭からも採取することが望ましい。

①中耳貯留液の採取

　a) **鼓膜切開の場合**：中耳貯留液を検体として採取する場合，外耳道を経由するため，外耳道皮膚常在菌の混入に注意する。トラップ付き吸引管を用いて，鼓膜切開部より直接中耳貯留液を吸引すると，外耳道常在菌の混入を防ぐことができ，検体も比較的十分な量を採取できる。鼓膜麻酔液中に含まれるフェノールは殺菌作用を持つため，鼓膜麻酔液を使用した場合は検体に混入しないように注意が必要である。

　b) **耳漏採取の場合**：耳漏を採取する場合，外耳道皮膚常在菌の混入をできるだけ防ぐため，鼓膜穿孔部から採取することが望ましい。生理食塩水による洗浄や，さらにポビドンヨードなどによる外耳道の消毒を加えることで，皮膚常在菌混入のリスクが少なくなる。

②上咽頭ぬぐい液の採取

　鼻腔から検体を採取する際は，鼻前庭の常在菌（黄色ブドウ球菌，表皮ブドウ球菌，コリネバクテリウムなど）の混入に注意する。鼻咽腔ぬぐい液は，綿棒あるいは輸送用培地とセットになったスワブを鼻腔にゆっくり挿入し，上咽頭に達したら2，3回回転させ検体を採取する。

3) 検体をすぐ提出できない時はどうするか？

　肺炎球菌やインフルエンザ菌など死滅しやすい細菌は，検体採取後，速やかに培養を開始する必要がある。検体を綿棒にて採取した場合は，直ちに清潔なスピッツに収納し，微生物検査室に速やかに搬送し培養を開始する。微生物検査室に検体をすぐ提出できない場合や，施設外の検査室に培養を依頼する場合，輸送用培地とセットになったスワブで検体を採取し，搬送中の菌の死滅をできるだけ防ぐ必要がある。輸送用培地は活性炭入り（黒色の培地）の培地が望ましい。活性炭により，検体中に含まれる発育阻害物質を吸着することで，ダメージを受けやすい細菌の発育，生存率を向上させることができる。常在菌が多く存在する検体においては，検査が開始されるまでの時間が長くかかるほど，その常在菌が過剰に増殖し，原因菌が検出できなくなることがある。

4) グラム染色

　グラム染色は，最も迅速かつ有用な検査法の一つであり，現在でも臨床の現場で広く用いられている。また，グラム染色は菌の形態や染色性を観察するだけでなく，炎症の有無や，原因菌の特定，治療効果の判定など，多くの所見を得ることができる検査法でもある。

　小児急性中耳炎の主な原因菌として，肺炎球菌，インフルエンザ菌，モラクセラ・カタラーリスが挙げられる。鏡検により鑑別が可能であり，グラム染色を積極的に行うことにより初期治療薬の選択に有用な情報を得ることができる。複数菌が見られる場合も，白血球による貪食像を観察することで，原因菌の特定につながる。

5) 培養検査で何がいつ頃わかるのか？

　図6に一般細菌の培養検査手順を示した。初日（検体採取日）に寒天培地への検体塗布を行う。一般細菌は，寒天培地上での発育に一晩を要する。培養翌日（2日目）に寒天培地を観察すると，発育した細菌のコロニーの特徴から，菌種の推定が可能である（多種の菌が混在するものでは，ここで純培養にさらに1日要する）。発育した分離菌を用いて，生化学的性状による菌種の同定試験と薬剤感受性試験（最小発育阻止濃度MICの測定）を行い，通常3日目に最終結果が得られる。

6) 薬剤感受性試験
(1) 薬剤感受性試験の分類

　薬剤感受性試験は，大きく拡散法と希釈法に分類される。

　拡散法は，一定量の薬剤を含有したペーパーディスクを寒天培地上に置き，発育

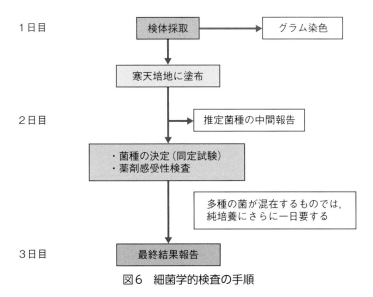

図6 細菌学的検査の手順

阻止円の直径から感性（S：susceptible），耐性（R：resistant）を判定する方法である。この方法は簡便であり試験薬の選択の自由度も高いが，得られる結果は定性的でありMICを測定することができない。

　希釈法は，寒天平板希釈法と微量液体希釈法に分けられ，MICを測定することができる検査法である。薬剤感受性試験の結果は，培地の性状，培養時間や温度，接種菌量などに影響されるため，日本化学療法学会や米国CLSIにより薬剤感受性試験の測定条件が定められている。それぞれの試験結果は再現性を有し，病院や地域でのモニタリングやサーベイランスを可能にしている。

　かつては，拡散法が主流であったが，現在は，MICを測定でき多くの検体を処理するのに適した微量液体希釈法が病院検査室の主流となっている。

(2) 検査室からの結果報告

　検査室では得られたMIC値から，その抗菌薬の有効性を判定するためブレイクポイントといわれる値を利用している。MIC値とブレイクポイントを用いることにより，はじめて感性（S），耐性（R）の判定を行うことが可能となる。また，感性と耐性の間に中間（I：intermediate）が設けられているものもある。感染症の非専門医がMIC値を基に最適な抗菌薬を選択し，適正に投与することは容易なことではないことから，S, I, Rの判定で容易に判断できるようブレイクポイントが制定された。

　現在，国内の多くの施設で利用されているのがCLSIのブレイクポイントで，これを基にMIC値とS, I, R判定が報告されている。

7) 迅速抗原検査

(1) 肺炎球菌迅速検査キット：ラピラン®肺炎球菌HS（中耳・副鼻腔炎）

本キットは中耳炎および鼻副鼻腔炎の細菌抗原診断として，平成23（2011）年11月に保険適用となった［保険点数210点，免疫学的検査判断料（月1回に限る）144点］。本キットは中耳貯留液・耳漏または上咽頭（鼻咽腔）鼻汁中の肺炎球菌抗原検出キットであり，血清，尿などのその他の検体には使用できない（ラピラン®肺炎球菌HS添付文書[1]より）。

臨床性能試験における本キットの成績は，細菌培養法を基準とした場合に，中耳貯留液（または耳漏）で陽性一致率81.4%（48/59），陰性一致率80.5%（165/205），一致率80.7%（213/264）であり，鼻咽腔ぬぐい液で陽性一致率75.2%（121/161），陰性一致率88.8%（95/107），一致率80.6%（216/268）であった。さらに両測定試料を合わせたときは，陽性一致率76.8%（169/220），陰性一致率83.3%（260/312），一致率80.6%（429/532）であり，いずれにおいても培養検査と良好な一致率を示した。以上の成績から，本キットは中耳炎や鼻副鼻腔炎などの上気道感染症の肺炎球菌感染診断に有用であると考えられた（Hotomi et al. 2012[2]）。

中耳貯留液（または耳漏）と鼻咽腔ぬぐい液が同時に採取された中耳炎・副鼻腔炎合併症例を対象とした検討では，中耳貯留液（または耳漏）の肺炎球菌培養検査を基準としたときの鼻咽腔ぬぐい液の培養検査結果と，鼻咽腔ぬぐい液の本キットの検査結果のどちらもほぼ同等の成績であった。このことから，中耳貯留液の採取が難しい場合には，鼻咽腔の検体で代用できることが示唆された。しかし，一部の文献と同様に陰性一致率が低く，鼻咽腔に定着している細菌叢を検出している可能性があるため，治療には注意が必要である。

●急性中耳炎診療における位置づけ

A. 本キットを使用する際に注意すべき点をまず捉えておくことが重要である。

　①肺炎球菌抗原をイムノクロマト法により検出することから，生菌だけでなく死菌も検出する可能性がある。

　②肺炎球菌量（抗原量）が少ない場合には偽陰性となる可能性がある。

　③咽頭の常在菌であるStreptococcus mitisと交差反応があり，さらにその他の細菌との交差反応性も完全に否定できないため，診断の際に念頭におく必要がある。

　④鼻咽腔ぬぐい液では鼻咽腔に定着している細菌叢（肺炎球菌）を検出している可能性がある。

B. 上記の注意点を踏まえた上で，本キットの診断的意義を考察する。

　①中耳貯留液（または耳漏）を検体とした場合

　　a）陽性：肺炎球菌が原因菌，抗菌薬前治療による死菌が残存。

　　b）陰性：非細菌性またはウイルス性，インフルエンザ菌やモラクセラ・カタ
　　　　　　ラーリスが原因菌，肺炎球菌量が少ない（偽陰性）。

② 上咽頭（鼻咽腔）ぬぐい液，鼻汁を検体とした場合

　　a）陽性：肺炎球菌が原因菌，常在菌の肺炎球菌を検出。

　　b）陰性：非細菌性またはウイルス性，インフルエンザ菌やモラクセラ・カタ
　　　　　　ラーリスが原因菌，肺炎球菌量が少ない（偽陰性）。

C. 診療のどの時点で本キットを使用するか

　本キットは保険診療上，細菌培養検査と同時算定は可能となっているが，検査の意義や医療費を考慮し，本キットと培養検査の同時施行は慎重に行うことが望ましい。急性中耳炎の診療において，次のような場合に本キットの結果が参考となる。

① 軽症例で，経過観察後に改善がみられず，AMPCを3～5日間投与し，さらに改善が認められない症例の抗菌薬選択（3回目診察）。

② 中等症例で，初回治療後に改善がみられない症例の抗菌薬選択（2回目診察，3回目診察）。

③ 重症例では，初診時あるいは初回治療後に改善がみられない症例の抗菌薬選択。

　本キットの結果を参考にした抗菌薬選択例として，肺炎球菌に対して抗菌力の強いAMPC高用量，CVA/AMPC，TBPM-PIなどの抗菌薬が考慮される。

　しかし，本キットは肺炎球菌の診断には有用であるが，薬剤耐性菌やその他の原因菌に関する情報を得ることができない。したがって，治療選択には細菌培養法による原因菌同定や薬剤感受性検査の結果を優先すべきであるが，2歳未満の低年齢，集団保育，1カ月以内の抗菌薬前治療などの薬剤耐性菌リスクファクター（山中2008[3]）を考慮した上で本キットを使用すれば，治療選択に役立てることが可能である。

【参考文献】

1）ラピラン肺炎球菌HS（中耳・副鼻腔炎）添付文書.
2）Hotomi M, Togawa A, Takei S, Sugita G, Sugita R, Kono M, Fujimaki Y, Kamide Y, Uchizono A, Kanesada K, Sawada S, Okitsu N, Tanaka Y, Saijo Y, Yamanaka N. Evaluation of a rapid immunochromatographic ODK-0901 test for detection of pneumococcal antigen in middle ear fluids and nasopharyngeal secretions. PLoS One. 2012；7：e33620：1-7.
3）山中　昇. 耳鼻咽喉科領域感染症. 診断と治療. 2008；96：81-6.

(2) ウイルスの診断キット

　小児急性中耳炎にはウイルスによる急性中耳炎があり，中耳貯留液のウイルス検査に関する報告が散見される。RSウイルス（RSV：respiratory syncytial virus）は，

インフルエンザウイルスと同様，小児呼吸器感染症の主要な原因微生物の一つであり，RSV感染症時に急性中耳炎を発症することも知られている。

　ウイルスの診断キットとして，インフルエンザウイルス診断キットが汎用されているが，RSVについても診断キットが臨床応用されるようになり10年以上が経過した。2000年代には各種のRSV診断キットが市販されるようになり，RSV感染症の診断に用いられてきている。鼻咽腔ぬぐい液によるRSV検出率は，PCR法と比較し，陽性率，陰性率，全体一致率が90％以上の成績である。

　RSVの診断キットによる検査は，平成23（2011）年10月には1歳未満児への検査が入院患者のみならず外来診療でも保険適用となった。したがって，1歳未満児の場合，呼吸器感染症罹患時に発症した急性中耳炎の原因微生物同定に，RSV診断キットで検出を行うことが可能となった。さらに，RSVと同時にアデノウイルスやインフルエンザウイルスを検出可能な診断キットも市販されているため，今後，ウイルスを含めた小児急性中耳炎の原因微生物の検出にも応用可能と考えられる。ヒトメタニューモウイルス（hMPV：human metapneumo virus）は，RSVと非常に似た臨床症状を呈する呼吸器感染症の原因ウイルスで，流行時期は春から夏であるが，RSV同様に急性中耳炎を起こすことが知られている。2012年に本ウイルスの迅速診断キットも販売された（2014年1月から保険適用）。迅速診断キットは，細菌ばかりではなくウイルスを含めた小児急性中耳炎の原因微生物検出に応用可能と考えられる。

　しかし，急性中耳炎において，ウイルスが陽性であった症例の約75％は細菌との混合感染という報告もあり（Heikkinen et al. 2003[1]），ウイルス迅速診断キットが陽性であっても，細菌との混合感染を常に念頭に置く必要がある。

【参考文献】

1) Heikkinen T, Chonmaitree T. Importance of respiratory viruses in acute otitis media. Clin Microbiol Reviews. 2003；16：230-41.

5 抗菌薬略語と一般名一覧

1) 本ガイドラインで推奨される抗菌薬

略語	一般名	略語	一般名
ABPC	ampicillin	AMPC	amoxicillin
CDTR-PI	cefditoren-pivoxil	CTRX	ceftriaxone
CVA/AMPC	clavulanate/amoxicillin	TBPM-PI	tebipenem-pivoxil
TFLX	tosufloxacin		

2) 本ガイドライン中に引用された抗菌薬

略語	一般名	略語	一般名
AZM	azithromycin	CAM	clarithromycin
CCL	cefaclor	CETB	ceftibuten
CFDN	cefdinir	CPFX	ciprofloxacin
CFPN-PI	cefcapene pivoxil	CFPZ	cefprozil
CPDX-PR	cefpodoxime proxetil	CXM-AX	cefuroxime axetil
FRPM	faropenem	GFLX	gatifloxacin
LVFX	levofloxacin	MEPM	meropenem
MINO	minomycin	OFLX	ofloxacin
PCG	penicilin G	SBT/ABPC	sulbactam/ampicillin

和文索引

欧文・数字索引

小児急性中耳炎診療ガイドライン 2024年版

2006 年 11 月 10 日	第 1 版 (2006 年版) 発行
2009 年 1 月 10 日	第 2 版 (2009 年版) 発行
2013 年 7 月 10 日	第 3 版 (2013 年版) 発行
2018 年 5 月 30 日	第 4 版 (2018 年版) 発行
2024 年 5 月 15 日	第 5 版 (2024 年版) 第 1 刷発行

編　集　　日本耳科学会
　　　　　日本小児耳鼻咽喉科学会
　　　　　日本耳鼻咽喉科免疫アレルギー感染症学会

発行者　福村　直樹
発行所　金原出版株式会社

〒 113-0034　東京都文京区湯島 2-31-14

電話　編集 (03) 3811-7162
　　　営業 (03) 3811-7184
FAX　　(03) 3813-0288　　　　　ⓒ 日本耳科学会，2006，2024
振替口座　00120-4-151494　　　　　　　　　　検印省略
http://www.kanehara-shuppan.co.jp/　　　　　*Printed in Japan*

ISBN 978-4-307-37139-1　　　　　　　　印刷・製本／真興社

JCOPY ＜出版者著作権管理機構 委託出版物＞
本書の無断複製は著作権法上での例外を除き禁じられています。複製される場合は，
そのつど事前に，出版者著作権管理機構（電話 03-5244-5088，FAX 03-5244-5089,
e-mail：info@jcopy.or.jp）の許諾を得てください。

小社は捺印または貼付紙をもって定価を変更致しません。
乱丁，落丁のものはお買上げ書店または小社にてお取り替え致します。

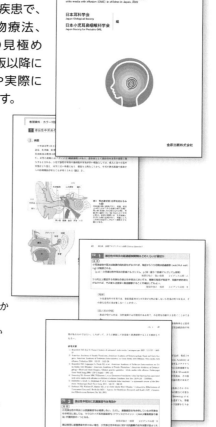
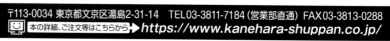

小児急性中耳炎治療アルゴリズムのまとめ（考え方）

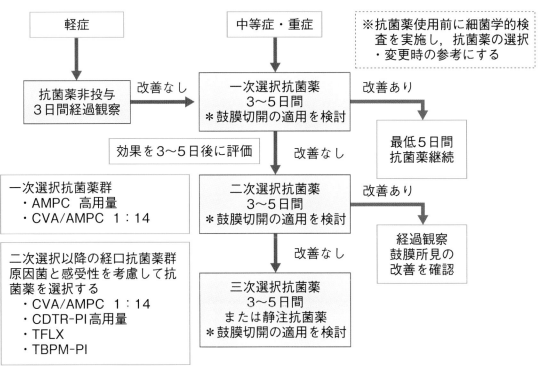

※急性中耳炎の診断に鼓膜所見は必須

- 軽症 → 抗菌薬非投与　3日間経過観察 ──改善なし──→
- 中等症・重症
- ※抗菌薬使用前に細菌学的検査を実施し，抗菌薬の選択・変更時の参考にする

一次選択抗菌薬
3〜5日間
＊鼓膜切開の適用を検討 ──改善あり──→ 最低5日間　抗菌薬継続

効果を3〜5日後に評価 ／ 改善なし

一次選択抗菌薬群
- AMPC　高用量
- CVA/AMPC　1：14

二次選択抗菌薬
3〜5日間
＊鼓膜切開の適用を検討 ──改善あり──→ 経過観察　鼓膜所見の　改善を確認

改善なし

二次選択以降の経口抗菌薬群
原因菌と感受性を考慮して抗菌薬を選択する
- CVA/AMPC　1：14
- CDTR-PI高用量
- TFLX
- TBPM-PI

三次選択抗菌薬
3〜5日間
または静注抗菌薬
＊鼓膜切開の適用を検討

静注抗菌薬群
- ABPC 150mg/kg/日，分3
- CTRX 60mg/kg/日，
　分2または分1
（新生児は50mg/kg/日以下）

＊中等症・重症のすべての場面で鼓膜切開の適用を検討
- 高度の鼓膜異常所見がある場合
- 適切な抗菌薬治療を行っても鼓膜異常所見が改善しない，あるいは悪化する場合
- 鼓膜切開が可能な耳鼻咽喉科医と連携が必要である

■ 重症（スコア 12 点以上）

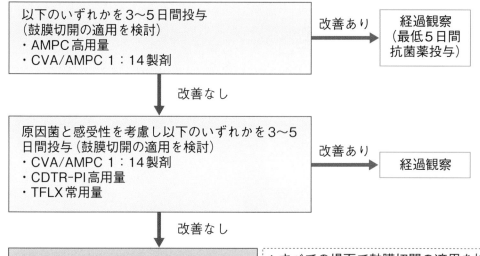

以下のいずれかを3～5日間投与
（鼓膜切開の適用を検討）
- AMPC 高用量
- CVA/AMPC 1：14 製剤

改善あり → 経過観察
（最低5日間
抗菌薬投与）

改善なし ↓

原因菌と感受性を考慮し以下のいずれかを3～5日間投与（鼓膜切開の適用を検討）
- CVA/AMPC 1：14 製剤
- CDTR-PI 高用量
- TFLX 常用量

改善あり → 経過観察

改善なし ↓

原因菌と感受性を考慮し以下のいずれかを3～5日間投与（鼓膜切開の適用を検討）
- TBPM-PI 高用量
- TFLX 常用量

または下記のいずれかを3日間点滴静注
- ABPC 150mg/kg/ 日，分3
- CTRX 60mg/kg/ 日，分2または分1
（新生児は 50mg/kg/ 日以下）

* すべての場面で鼓膜切開の適用を検討
- 高度の鼓膜異常所見がある場合
- 適切な抗菌薬治療を行っても鼓膜異常所見が改善しない，あるいは悪化する場合
- 鼓膜切開が可能な耳鼻咽喉科医と連携が必要である

* 抗菌薬を使用する前に細菌検査を実施する
- 中耳貯留液，鼻咽腔ぬぐい液

（注）
- 抗菌薬投与3～4日目の観察が望ましい。
- 耳痛，発熱（38.5℃以上）に対して acetaminophen 10～15mg/kg（頓用）が選択肢となる（CQ3-2 参照）。
- 鼻所見がある場合には鼻処置も併用する（CQ3-8 参照）。
- 抗菌薬投与時の下痢の予防として，耐性乳酸菌や酪酸菌製剤の併用を選択する。
- 抗菌薬投与後に臨床症状が悪化する場合，抗菌薬の変更を考慮する。
- ピボキシル基を有する抗菌薬については，二次性低カルニチン血症の発症に十分注意する。
- TBPM-PI の投与期間は7日間以内を目安とする。
- 抗菌薬投与量は下記の用量を超えない。
  - AMPC ：1回 45mg/kg，1日 90mg/kg
  - CDTR-PI ：1回 200mg，1日 600mg
  - TBPM-PI ：1回 300mg，1日 600mg
  - TFLX ：1回 180mg，1日 360mg
- 経過観察は初診時より3週までとする。

■ 中等度（スコア 6〜11 点以下）

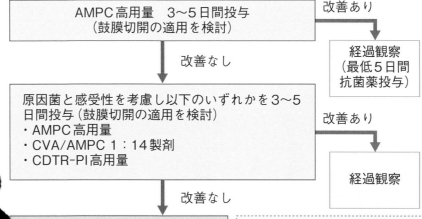

AMPC 高用量　3〜5 日間投与
（鼓膜切開の適用を検討）
　　　　改善あり　→　経過観察（最低 5 日間抗菌薬投与）

↓ 改善なし

原因菌と感受性を考慮し以下のいずれかを 3〜5 日間投与（鼓膜切開の適用を検討）
・AMPC 高用量
・CVA/AMPC 1：14 製剤
・CDTR-PI 高用量
　　　　改善あり　→　経過観察

↓ 改善なし

原因菌と感受性を考慮し以下のいずれかを 3〜5 日間投与（鼓膜切開の適用を検討）
・CVA/AMPC 1：14 製剤
・CDTR-PI 高用量
・TBPM-PI 常用量
・TFLX 常用量

＊すべての場面で鼓膜切開の適用を検討
　・高度の鼓膜異常所見がある場合
　・適切な抗菌薬治療を行っても鼓膜異常所見が改善しない，あるいは悪化する場合
　・鼓膜切開が可能な耳鼻咽喉科医と連携が必要である
＊抗菌薬を使用する前に細菌検査を実施する
　・中耳貯留液，鼻咽腔

・抗菌薬投与 3〜4 日目の観察が望ましい。
・耳痛，発熱（38.5℃以上）に対して acetaminophen 10〜15mg/kg（頓用）が選択肢となる（CQ3-2 参照）。
・鼻所見がある場合には鼻処置も併用する（CQ3-8 参照）。
・抗菌薬投与時の下痢の予防として，耐性乳酸菌や酪酸菌製剤の併用を選択する。
・抗菌薬投与後に臨床症状が悪化する場合，抗菌薬の変更を考慮する。
・ピボキシル基を有する抗菌薬については，二次性低カルニチン血症の発症に十分注意する。
・TBPM-PIの投与期間は 7 日間以内を目安とする。
・抗菌薬投与量は下記の用量を超えない。
　　AMPC　　　：1回45mg/kg，1日90mg/kg
　　CDTR-PI　：1回200mg，1日600mg
　　TBPM-PI　：1回300mg，1日600mg
　　TFLX　　　：1回180mg，1日360mg
・経過観察は初診時より 3 週までとする。

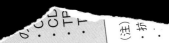

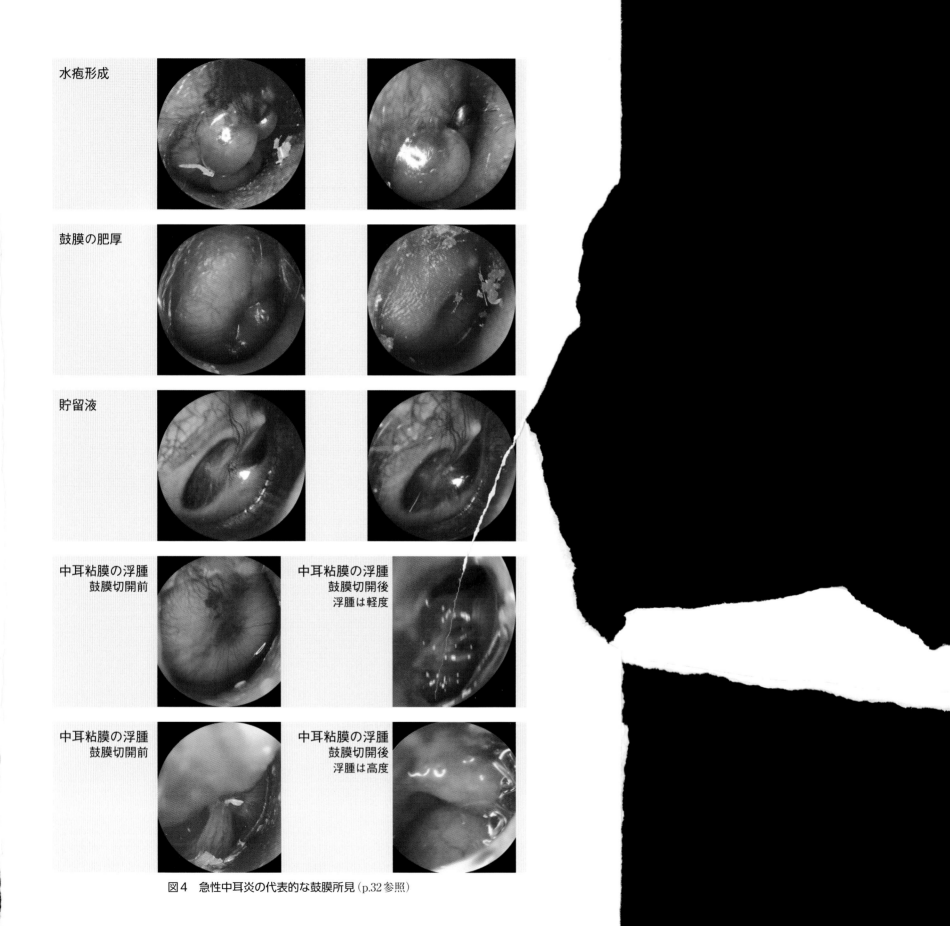

水疱形成

鼓膜の肥厚

貯留液

中耳粘膜の浮腫
鼓膜切開前

中耳粘膜の浮腫
鼓膜切開後
浮腫は軽度

中耳粘膜の浮腫
鼓膜切開前

中耳粘膜の浮腫
鼓膜切開後
浮腫は高度

図4　急性中耳炎の代表的な鼓膜所見（p.32 参照）

▌軽症（スコア5点以下）

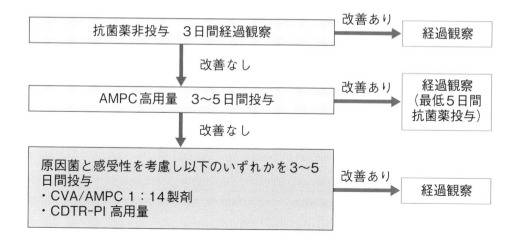

（注）
- 抗菌薬投与3～4日目の観察が望ましい。
- 耳痛，発熱（38.5℃以上）に対してacetaminophen 10～15mg/kg（頓用）が選択肢となる（CQ3-2参照）。
- 鼻所見がある場合には鼻処置も併用する（CQ3-8参照）。
- 上咽頭（鼻咽腔）あるいは，中耳貯留液か耳漏の細菌検査を行う（第3章4参照）。
  細菌検査や肺炎球菌迅速診断の結果も参考の上，適切な抗菌薬を選択する。
- 抗菌薬投与時の下痢の予防として，耐性乳酸菌や酪酸菌製剤の併用を選択する。
- 抗菌薬投与後に臨床症状が悪化する場合，抗菌薬の変更を考慮する。
- ピボキシル基を有する抗菌薬については，二次性低カルニチン血症の発症に十分注意する。
- 抗菌薬投与量は下記の用量を超えない。
  - AMPC　　：1回45mg/kg, 1日90mg/kg
  - CDTR-PI　：1回200mg, 1日600mg
- 経過観察は初診時より3週までとする。

表14　急性中耳炎診療スコアシート（2024年版）（抜粋，p.42参照）

＜点数表＞			
年齢（24カ月齢未満）		3	
耳痛	0	1（痛みあり）	2（持続性高度）
発熱	0（体温＜37.5℃）	1（37.5℃≦体温＜38.5℃）	2（38.5℃≦体温）
啼泣・不機嫌	0	1	
鼓膜発赤	0	2（ツチ骨柄，鼓膜一部）	4（鼓膜全体）
鼓膜膨隆	0	4（部分的な膨隆）	8（鼓膜全体の膨隆）
耳漏	0	4（鼓膜観察可）	8（鼓膜観察不可）

※鼓膜膨隆と耳漏のスコアは加算可とする。

合計点数　＿＿＿＿＿＿点

＜評　価＞　　軽　症：5点以下　　中等症：6～11点　　重　症：12点以上

中等度（鼓膜の膨隆が部分的）

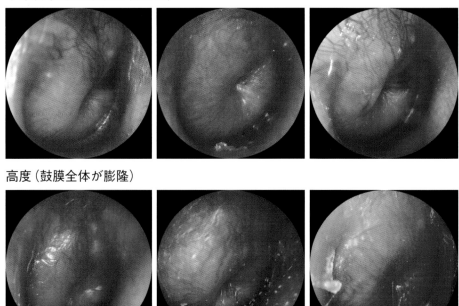

高度（鼓膜全体が膨隆）

図5　鼓膜所見（膨隆）の重症度分類（p.41 参照）

クラウド鼓膜ライブラリ
小児急性中耳炎診療ガイドライン

・QRコード読み取りで日本耳科学会の特設
　サイトにアクセス
・ガイドライン内の鼓膜画像のほかクラウド
　特集画像を高解像度で閲覧可能
・クラウド特設領域は順次拡張予定

https://www.otology.gr.jp/aomgl_tymdex/